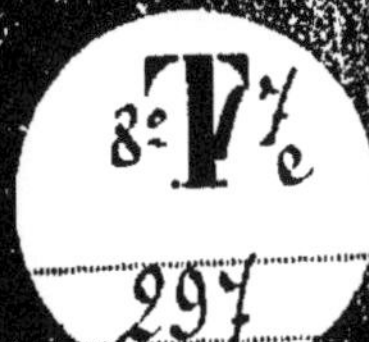

TRAITÉ ÉLÉMENTAIRE

DE

MÉDECINE ET DE CHIRURGIE PRATIQUES

INDIQUANT LES SOINS A DONNER

EN ATTENDANT L'ARRIVÉE DU MÉDECIN

PAR

Le Docteur Félix FRÉBAULT, O ✣ ✣ O O

MEMBRE DE LA SOCIÉTÉ DES SCIENCES MÉDICALES DE LISBONNE
ET DE PLUSIEURS SOCIÉTÉS SAVANTES
MÉDECIN EN CHEF DES ÉTUDIANTS SAUVETEURS DES BORDS DE LA SEINE
ET DE LA MARNE, ETC., ETC.

PARIS

IMPRIMERIE TROUBLÉ

7 *bis*, BOULEVARD DE VAUGIRARD, 7 *bis*

1892

TRAITÉ ÉLÉMENTAIRE

DE

MÉDECINE ET DE CHIRURGIE PRATIQUES

INDIQUANT LES SOINS A DONNER

EN ATTENDANT L'ARRIVÉE DU MÉDECIN

TRAITÉ ÉLÉMENTAIRE

DE

MÉDECINE ET DE CHIRURGIE PRATIQUES

INDIQUANT LES SOINS A DONNER

EN ATTENDANT L'ARRIVÉE DU MÉDECIN

PAR

Le Docteur FÉLIX FRÉBAULT, O ✠ ✠ O O

MEMBRE DE LA SOCIÉTÉ DES SCIENCES MÉDICALES DE LISBONNE
ET DE PLUSIEURS SOCIÉTÉS SAVANTES
MÉDECIN EN CHEF DES ÉTUDIANTS SAUVETEURS DES BORDS DE LA SEINE
ET DE LA MARNE, ETC., ETC.

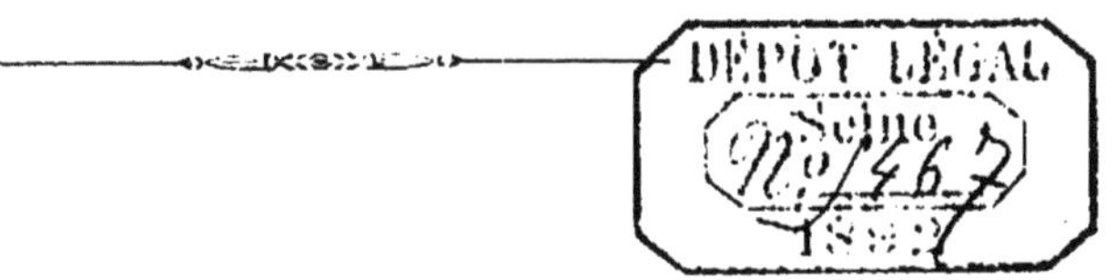

PARIS
IMPRIMERIE TROUBLÉ
7 *bis*, BOULEVARD DE VAUGIRARD, 7 *bis*

1892

AVANT-PROPOS

Ce Traité élémentaire de Médecine et de Chirurgie pratiques, concernant les premiers soins à donner en attendant l'arrivée du médecin, s'adresse tout particulièrement aux Sociétés de sauvetage et, en général, à celles qui s'occupent d'œuvres humanitaires. Nous nous sommes décidés à publier cet ouvrage sur la demande d'un grand nombre de ces sociétés.

C'est le résumé des leçons que nous leur enseignons chaque jour et s'il peut rendre quelques services aux personnes qui ont pris à tâche de soulager leurs semblables, nous aurons atteint notre but.

Dr FÉLIX FRÉBAULT.

Paris, le 8 novembre 1892.

TRAITÉ ÉLÉMENTAIRE

DE

MÉDECINE ET DE CHIRURGIE PRATIQUES

INDIQUANT LES SOINS A DONNER

EN ATTENDANT L'ARRIVÉE DU MÉDECIN

VERTIGES

Les vertiges sont le résultat de l'inanition, d'une affection de l'estomac, de l'épilepsie, de la constipation, de l'anémie, du séjour dans un air malsain, dans une chambre étroite ; la chaleur des poêles, la respiration de vapeurs oxycarboniques produisent souvent des vertiges ; ceux-ci peuvent être aussi l'avant-coureur de la congestion cérébrale sans hémorrhagie et qui se produit chez un très grand nombre de sujets pléthoriques.

Symptômes. — Le malade éprouve de l'inquiétude, un sentiment de vide dans la tête, des étourdissements. La vue se trouble. L'équilibre est perdu, quelquefois on observe des vomissements ; à cette forme se rattache le vertige nautique ou mal de mer.

Traitement. — On couchera le malade sur le dos, on appliquera des sinapismes et on administrera des cordiaux.

HERNIES OU EFFORTS

La hernie est une tumeur produite par le déplacement ou la sortie d'un viscère ou d'une anse intestinale hors de l'abdomen.

On divise les hernies en hernie inguinale, en hernie crurale et en hernie ombilicale.

La hernie inguinale est constituée par la sortie d'une anse intestinale à travers l'anneau inguinal, anneau qui donne aussi passage au cordon testiculaire. Cette hernie est fréquente chez l'homme.

La hernie crurale est constituée par la sortie d'une anse intestinale, par l'anneau crural. Cette hernie est fréquente chez la femme.

La hernie ombilicale siège à l'ombilic ou nombril.

Symptômes. — On observe dans l'aine ou à l'ombilic, une grosseur dont le volume varie entre celui d'un œuf de pigeon et le poing. Cette grosseur peut être plus ou moins douloureuse. Elle devient généralement plus saillante quand le malade tousse.

Quelquefois, les hernies produisent des nausées, des vomissements, des coliques. Les hernies peuvent s'étrangler.

Causes. — Les hernies reconnaissent généralement pour causes un effort violent, l'embonpoint excessif, une chute, la grossesse, etc.

Traitement. — On fera coucher le malade horizontalement, la tête basse, les jambes repliées, les cuisses écartées et rapprochées du ventre. Puis, on cherche à faire rentrer la hernie par des pressions douces et modérées sur la tumeur. On devra administrer un bain prolongé. Si on n'arrive pas à réduire la hernie, on appliquera des compresses d'eau fraîche ou une vessie remplie de glace et on attendra le médecin.

Nous recommandons bien de ne pas trop insister pour réduire la hernie, car en pratiquant un taxis trop prolongé on peut amener chez le malade des accidents graves.

COMMOTION CÉRÉBRALE

La commotion cérébrale reconnaît pour cause générale des coups sur la tête ou une chute d'un lieu élevé.

La commotion cérébrale peut être légère ou grave, et alors les symptômes varient selon ces deux cas.

1° *Commotion légère.* — Dans la commotion légère, le malade est pris d'étourdissements, d'éblouissements. Étendu sans mouvements, il répond difficilement; on constate de l'agitation et des vomissements.

2° *Commotion grave.* — Dans ce cas, le malade perd connaissance, la face est pâle et froide; le nez est pincé; le pouls et la respiration sont faibles.

Traitement. — On couchera le malade, la tête un peu élevée, en ayant soin de le mettre à l'abri de la lumière et du bruit. On réchauffera le corps et on fera des frictions sur les membres.

APOPLEXIE — COUP DE SANG
CONGESTION
HÉMORRHAGIE CÉRÉBRALE — PARALYSIE

Toutes les fois que le sang se porte au cerveau avec trop de violence, il en résulte une congestion ; mais si cette violence est très considérable, au point de rompre les vaisseaux sanguins qui circulent dans le cerveau, il y a apoplexie, coup de sang, hémorrhagie cérébrale, attaque de paralysie.

La congestion peut débuter subitement ou être accompagnée de prodromes. Ces prodromes consistent en légers étourdissements, pesanteur de tête, somnolence, bourdonnements d'oreilles, bouffées de chaleur au visage. D'autres fois, la congestion débute brusquement ; le malade tombe sans connaissance, avec ou sans paralysie. La face est rouge et gonflée ; les yeux sont injectés.

L'apoplexie débute en général subitement. Les phénomènes de l'apoplexie peuvent se manifester sous les trois formes suivantes :

1° Le malade tombe privé de sentiment et de mouvement ; la face est rouge et gonflée ; les yeux sont injectés ; le pouls est plein. La respiration est bruyante. La stupeur cesse au bout de quelques instants et, ou le malade se rétablit sans conserver aucune trace notable de son attaque, ou le coma laisse après lui une insensibilité et une paralysie d'un côté du corps. Le malade louche ; la bouche est de travers, le malade semble fumer sa pipe. La langue est déviée et il y a un embarras ou une perte de la parole d'une façon persistante ou passagère.

2° Le malade éprouve un mal de tête violent, il tombe dans un état voisin de la syncope, la face est pâle, le pouls est petit, faible ; le corps est froid, puis le coma survient. La paralysie est plus rare dans ce cas.

3° Le malade se trouve subitement paralysé d'un côté du corps et perd la parole, ou du moins, la langue est fortement embarrassée. Cet état persiste pendant un temps plus ou moins long.

Causes. — On observe généralement ces maladies chez les personnes d'un certain âge, qui ont le cou court, qui sont grosses, rouges, colorées. On l'observe également chez les personnes qui font des excès de boissons, qui se nourrissent trop substantiellement; chez les personnes exposées soit à une grande chaleur, soit à un grand froid. Les chutes ou les coups sur la tête, les excès de joie ou de peine, les efforts de vomissements et de défécation peuvent être cause de ces maladies.

Traitement. — Lorsque l'accident survient, desserrer les habits du malade, l'exposer à l'air frais, appliquer des sinapismes aux membres inférieurs et des compresses froides sur le front. Coucher le malade la tête haute.

VARICES

Les varices sont constituées par la dilatation des veines.

Elles présentent une suite de nodosités noirâtres ou bleuâtres. Elles siègent principalement aux membres inférieurs.

Les varices peuvent se rompre par suite d'un coup, d'une chute, d'un effort violent. Alors on observe un écoulement de sang quelquefois très fort.

Si les varices ne sont pas rompues, il suffira de les comprimer par un bandage roulé ou avec un bas à varice. Si les varices sont rompues, on couchera le malade horizontalement, on pratiquera la compression à l'aide des doigts, de compresses que l'on fixera au moyen de bandes. En un mot, on se servira de tous les procédés employés pour arrêter les hémorrhagies veineuses.

HYSTÉRIE

L'hystérie ou attaque de nerfs s'observe plus fréquemment chez la femme.

Elle est caractérisée par de la suffocation ; par la sensation d'une boule, d'un corps étranger qui, partant de l'estomac, remonte à la gorge et qui étouffe la malade. Quelquefois, et on peut dire le plus souvent, ce symptôme est accompagné de cris.

Cette affection est aussi caractérisée par des palpitations, des éructations. La face est congestionnée, les yeux sont tantôt hagards, tantôt fermés, la tête est portée en arrière. On observe des grincements de dents, des cris, des sanglots. La respiration est gênée, lente ou accélérée.

Le plus souvent la malade est prise de convulsions plus ou moins violentes et il y a perte de connaissance.

Causes. — Elle reconnaît pour causes : une frayeur, l'hérédité, l'anémie ; l'abus des plaisirs, du travail ; les excès de toutes sortes, les violentes secousses morales et intellectuelles, etc.

Traitement. — On desserrera les vêtements ; on placera le malade de façon qu'il ne puisse pas se faire de mal, c'est-à-dire qu'on l'éloignera des murs, qu'on placera sous sa tête un coussin ; on ne cherchera pas à le maintenir. On lui fera respirer de l'air frais, du vinaigre, de l'éther, de l'ammoniaque, etc. ; on appliquera des lotions d'eau fraîche sur le visage.

ÉPILEPSIE

L'épilepsie ou haut-mal est une maladie nerveuse.

Symptômes. — Les attaques surviennent brusquement. Le malade tombe sans connaissance là où il se trouve, comme foudroyé, en poussant un seul cri, très caractéristique. Pendant un instant assez court, la respiration est suspendue, la face est d'abord pâle, puis elle se congestionne, les yeux sont retournés, le malade se raidit, les membres sont agités convulsivement, les poings sont fermés, le pouce en dedans, une écume sanguinolente s'échappe de la bouche.

Au bout de quelques instants la détente s'opère, la respiration reprend son cours. généralement elle est bruyante, le malade ne se ressent plus que d'une grande lassitude. Habituellement, il tombe ensuite dans un profond sommeil ; il ne se souvient de rien.

Causes. — L'épilepsie reconnaît pour cause l'hérédité, les excès de toutes sortes, les excitations des centres nerveux, l'alcoolisme, etc.

Traitement. — Au moment de l'attaque on se contentera d'empêcher le malade de se faire du mal, on lui appliquera des lotions d'eau froide sur le visage et on lui fera respirer de l'éther acétique.

SAIGNEMENTS DE NEZ

(ÉPISTAXIS)

Le saignement de nez est occasionné soit par un coup, une congestion, une altération du sang, soit par la chaleur, etc.

Symptômes. — Il y a de la congestion vers la tête, une sensation de picotement dans les fosses nasales.

Traitement. — Quand le saignement de nez est peu abondant, ou s'il provient d'un état congestif, il est bon de ne rien tenter pour l'arrêter.

Si le saignement de nez dure longtemps, ou s'il survient chez des sujets faibles, il faut chercher à le faire disparaître.

Pour cela, on fera respirer au malade de l'air frais; de l'alun en poudre, on lui appliquera sur le front des compresses froides renouvelées souvent, dans le dos, ou entre les mamelles, un corps froid, une clef, etc., des sinapismes aux extrémités inférieures, ou bien un bain de pieds sinapisé. On fera élever le bras du côté où se fait l'écoulement et on comprimera les narines. On pourra aussi faire renifler ou injecter dans le nez de l'eau additionnée de vinaigre.

VOMISSEMENTS DE SANG

Les vomissements de sang peuvent provenir soit de l'estomac, soit des poumons, etc.

Dans les vomissements provenant de l'estomac, le malade laisse échapper un flot de sang, presque toujours noirâtre, quelquefois. au contraire, celui-ci est pur et vermeil.

Dans les vomissements provenant des poumons, le malade a quelquefois des crachements de sang, survenant à la suite d'une toux; le sang peut encore sortir à flots par la bouche et par le nez.

Le malade devient pâle, frissonne, se refroidit; très souvent son état est voisin de la syncope.

Traitement. — On imposera au malade un silence absolu et un repos complet. On lui administrera des boissons glacées. On lui appliquera des sinapismes aux bras, aux jambes, au creux de l'estomac, ou on lui fera prendre un bain de pieds sinapisé.

IVRESSE

Dans ce cas, la peau est froide, les deux côtés du corps sont également immobiles et inertes; la respiration est silencieuse, les pupilles sont de grandeur égale et généralement dilatées; l'insensibilité est incomplète; le malade répond ordinairement quand on l'interroge. Enfin, il se dégage de l'haleine une forte odeur alcoolique.

Secours. — On fera vomir le malade, puis on administrera du thé ou du café, ou bien encore 10 à 15 gouttes d'ammoniaque dans un verre d'eau sucrée; ce dernier moyen dissipe rapidement les effets de l'ivresse. On appliquera au malade des compresses d'eau fraîche sur la tête et on développera de la chaleur au corps et aux extrémités.

INSOLATION

(COUP DE SOLEIL)

L'insolation reconnaît pour cause principale l'exposition au soleil.

Dans cette affection, il y a perte de connaissance, quelquefois du délire; la face est rouge, les yeux sont également rouges et injectés, la respiration est ronflante et pénible, les battements du cœur sont accélérés et on constate de l'insensibilité.

Secours. — On desserrera les vêtements; on placera le malade dans un endroit frais et aéré; on fera des lotions froides sur la tête, et on appliquera des sinapismes sur les membres inférieurs.

SYNCOPE

(ÉVANOUISSEMENT — PERTE DE CONNAISSANCE — DÉFAILLANCE — INANITION)

La syncope est un état caractérisé par une perte plus ou moins grande de connaissance, avec abolition ou diminution de la sensibilité et du mouvement, bourdonnements, sifflements dans les oreilles, diminution ou cessation des battements du cœur. On constate aussi des troubles de la vue, des sueurs froides. Le pouls et la respiration sont faibles. La face est pâle, le nez aminci, les lèvres sont décolorées, les traits sont tirés.

La syncope peut survenir à la suite de maladies diverses, par suite de la transition subite d'un lieu froid dans un lieu chaud. Elle peut être occasionnée par des émotions vives, par la vue de choses répugnantes, par une indigestion, par un manque de nourriture ou par la perte rapide d'une certaine quantité de sang.

Secours. — Coucher le malade sur le dos, la tête basse, desserrer les vêtements, donner un libre accès à l'air. Asperger le visage du malade avec de l'eau fraîche. Lotionner les tempes avec un linge trempé dans de l'eau froide ou additionner de vinaigre, d'eau de Cologne, etc. En même temps, faire respirer du vinaigre; frictionner énergiquement le creux de l'estomac et la paume des mains.

Si la syncope reconnaît pour cause une indigestion, faire vomir le malade.

Si la syncope reconnaît pour cause l'inanition, ranimer le malade par les procédés indiqués plus haut.

Quand il sera revenu à lui, il faudra éviter de lui donner des aliments solides. On lui fera prendre des aliments liquides, et en petite quantité, car, si l'on donnait tout de suite aux personnes atteintes de syncope due à l'inanition, des aliments solides, on les étoufferait sûrement.

ENTORSES

On appelle entorse un mouvement violent et forcé d'une articulation produisant des tiraillements, quelquefois même des déchirures des ligaments articulaires. Elle est rarement accompagnée de plaie. Mais, il existe le plus souvent une déchirure des muscles et des petits vaisseaux.

qui peut amener des taches de sang extravasé. Les entorses se rencontrent le plus fréquemment au pied, au poignet, au genou et au coude.

Le blessé éprouve une douleur vive; généralement cette douleur diminue peu à peu pour reparaître plus vive au bout de quelques heures. Il existe du gonflement, de la rougeur, de la tension accompagnés habituellement d'ecchymoses.

Traitement. — On fera baigner, aussitôt après l'accident, pendant deux ou trois heures au moins, l'articulation dans l'eau froide, additionnée d'extrait de saturne, si on en a sous la main. L'eau devra être renouvelée au fur et à mesure que la température s'élèvera. En sortant du bain, on appliquera sur l'articulation malade, des compresses imbibées de teintures d'arnica, d'alcool camphré ou d'eau-de-vie camphrée. On immobilisera le membre; on pourra aussi pratiquer le massage.

Moyens de pratiquer le massage. — Prenons, pour exemple, l'entorse du pied. On fera asseoir le blessé; il allongera la jambe et posera le pied sur les genoux de la personne chargée d'opérer le massage. Celle-ci saisira le pied par dessous avec les doigts, de façon que les deux pouces soient réunis au devant de la cheville, sur le siège du gonflement. Les pouces seront trempés dans l'huile, dans la vaseline, en un mot dans un corps gras quelconque. On fera des frictions modérées et douces de bas en haut, en ayant soin de faire agir un pouce après l'autre. Le massage ne devra pas dépasser un quart-d'heure ou une demi-heure.

LUXATIONS

On donne le nom de luxation à un changement permanent survenu dans les rapports des surfaces articulaires.

Les luxations reconnaissent pour causes: 1° les violences extérieures qui peuvent agir soit directement, soit indirectement. Directement : chute sur le moignon de l'épaule. Indirectement : exagération d'un mouvement normal ou production d'un mouvement anormal.

Les symptômes des luxations sont : 1° la déformation du membre ; 2° l'attitude spéciale du membre luxé ; 3° la variation de longueur du membre ; 4° l'impotence de ce membre, c'est-à-dire l'impossibilité de lui faire exécuter aucun mouvement.

Traitement. — Nous conseillerons de ne rien essayer. On se contentera de mettre l'articulation à nu et de la recouvrir de compresses résolutives. Si la luxation siège au membre supérieur on le mettra dans une écharpe, si cela est possible.

FRACTURES

Tout os cassé est dit fracturé. On a divisé les fractures : 1° en *incomplètes*, lorsqu'il n'y a qu'une partie de l'épaisseur de l'os d'intéressée ; 2° *complètes*, lorsque l'os est complètement brisé. Les fractures sont encore divisées en simples, comminutives et compliquées. On les dit : 1° simples, lorsque l'os est brisé seulement en deux tronçons ; 2° comminutives ou composées, lorsque l'os est brisé en plusieurs fragments ; 3° compliquées, quand il y a, en plus de la fracture de l'os, des plaies allant de la profondeur jusqu'au travers de la peau.

Les fractures peuvent arriver à la suite de chutes, de chocs directs, de contre-coups, etc.

Les fractures les plus communes sont : celles des membres inférieurs, celles de la clavicule ; celles des membres supérieurs, bras, avant-bras ; celles des côtes ; celles du crâne.

SIGNES DES FRACTURES

Les signes principaux auxquels on reconnaît une fracture peuvent se diviser en cinq :

1° Le blessé ressent une vive douleur au niveau de la fracture. Cette douleur se réveille quand on imprime des mouvements au membre.

2° Il y a perte de l'usage du membre. Le blessé est dans l'impossibilité de soulever le membre et de s'en servir.

3° La déformation du membre brisé.

4° La crépitation, ou craquement produit par le frottement des fragments, lorsqu'on imprime des mouvements au membre blessé.

5° La mobilité anormale, dans un point où il n'existe pas d'articulation.

Nous recommandons bien aux personnes devant donner les premiers soins aux blessés de ne pas rechercher ces deux derniers signes ; l'impuissance du membre et la douleur suffisent pour que l'on puisse croire à l'existence d'une fracture, et alors on devra assurer l'immobilité du membre sans s'occuper d'*autre chose*.

Lorsqu'une fracture est reconnue, il faut tout d'abord redresser le membre, s'il est trop déformé pour permettre l'application d'un appareil ; puis ensuite, appliquer un bandage ou appareil contentif pour empêcher le déplacement de fragments.

Pour opérer le redressement d'un membre, une personne saisit avec les deux mains le membre au-dessus, et une deuxième personne le saisit également avec les deux mains au-dessous de la fracture et le ramène peu à peu, par une traction douce et progressive suivant l'axe du membre, dans sa position naturelle, sans chercher à adapter exactement les fragments.

Si l'on rencontrait quelque difficulté à redresser le membre fracturé, il ne faudrait pas insister, on se contenterait de l'immobiliser.

Pour empêcher les déplacements, on immobilise la fracture à l'aide d'un appareil provisoire, le plus simple possible.

Lorsqu'un blessé est atteint de fracture d'un membre, il ne doit être transporté qu'après que la fracture a été immobilisée.

Cela est moins nécessaire pour les fractures des autres régions, dont les fragments offrent moins de mobilité et de tendance au déplacement. Toutefois, il faut en tenir compte en relevant les blessés et en les plaçant sur les brancards ou dans les voitures, car sans cela on pourrait faire courir de grands dangers au blessé, et même causer sa mort, soit en déchirant une artère, soit en blessant avec un fragment de la fracture un organe essentiel, poumons, cœur, etc.

Nous examinerons successivement les moyens d'immobiliser les fractures des différentes parties du corps et les soins qu'on doit leur donner.

Fractures du crâne. — Les signes visibles manquent presque toujours. Dans les fractures de la base du crâne, il peut se produire un écoulement de sang par l'oreille, la bouche ou le nez, ou un écoulement de liquide par l'oreille, des taches de sang dans le blanc de l'œil ou sous la peau des paupières. Souvent, ces accidents s'accompagnent de symptômes de congestion cérébrale, perte de connaissance, etc.

Les fractures du crâne reconnaissent pour cause une chute ou un choc sur la tête.

Les soins que l'on donne au blessé dans ce cas, sont : de le coucher dans une pièce sombre, la tête relevée, de lui appliquer de l'eau froide à la tête.

Fracture de la mâchoire inférieure. — On reconnait ces fractures à la différence de niveau des dents, les gencives sont déchirées et saignantes. Ces fractures reconnaissent pour causes des coups ou une chute sur le menton.

On mettra un bandage d'attente en mentonnière.

Fractures de côtes. — Dans ces fractures, la respiration et la pression locale sont douloureuses. Quelquefois, quand les fragments de l'os ont pénétré dans le poumon, on constate des crachements de sang. Ces genres de fractures sont toujours dues à des coups, à des chutes ou à des accidents de voiture.

Dans ce cas, il faut entourer le tronc d'un bandage un peu serré, afin d'immobiliser les côtes (fig. 1). Le bandage consistera en une serviette pliée en long et entou-

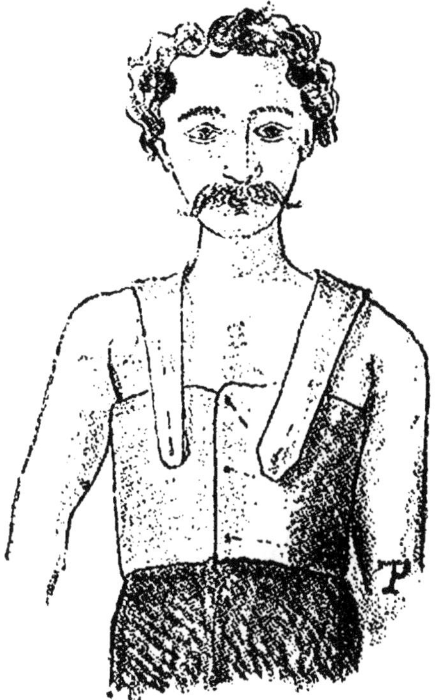

Figure 1.

rant toute la poitrine, assez fortement serrée. Pour éviter les déplacements, on la maintiendra à l'aide d'une bande de toile ou d'un mouchoir fixé par derrière et ramené par devant comme une paire de bretelles.

Fractures du membre supérieur. — Les fractures du membre supérieur reconnaissent toujours pour causes, des coups, des chutes sur le coude, sur la main, ou des violences diverses.

Les fractures de la clavicule présentent comme symptômes, les suivants : l'épaule est abaissée; les mouvements volontaires sont abolis ; l'os présente une saillie, que l'on sent en passant le doigt ; la tête et le corps inclinent du côté blessé. Le malade soutient le membre blessé de la main opposée.

Les fractures du bras présentent comme symptômes, une déformation du bras qui est souvent raccourci. Le malade tient son bras fixé au corps et est dans l'impossibilité de lui faire exécuter des mouvements.

Les fractures de l'avant-bras présentent comme symp-

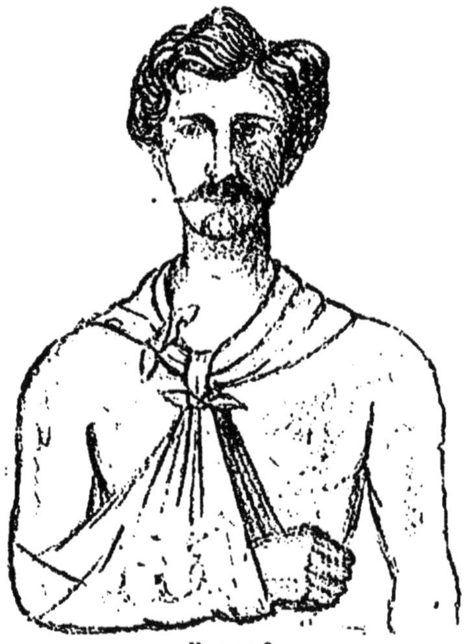

FIGURE 2.

tômes : de la déformation du bras et de la mobilité anormale (fig. 2).

Les fractures du poignet et de la main présentent

comme symptômes une douleur vive, une enflure considérable, une déformation de cette partie et une saillie sur la ligne des os.

Dans toutes les fractures du membre supérieur, de la clavicule ou de l'épaule, il est nécessaire de soutenir l'avant-bras avec une écharpe (mouchoir, serviette, etc.), qui prend son point d'appui sur le cou. L'avant-bras, fléchi à angle droit, est maintenu horizontalement, le poignet doit toujours être un peu plus élevé que le coude.

Dans les fractures du bras, on immobilisera le bras en le fixant à la poitrine avec un mouchoir, avec une serviette (fig. 3), etc., en même temps que l'on soutiendra l'avant-bras par l'écharpe.

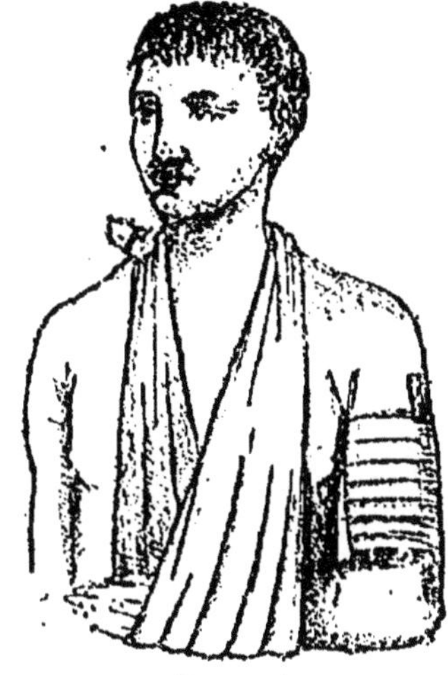

Figure 3.

Dans les fractures du poignet et de la main (fig. 4), les parties doivent être maintenues par une écharpe pliée en cravate ou une compresse dont les extrémités seront fixées au paletot, à la jaquette, à la redingote, etc., par deux épingles.

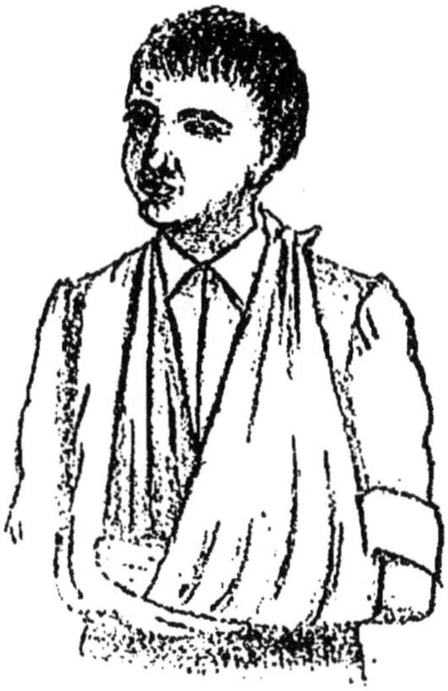

On se contentera de ces pansements si on n'a rien autre sous la main. Si cela est possible et une fois la fracture constatée on pourra appliquer les appareils suivants : Pour les fractures du bras, on fléchira l'avant-bras,

Figure 4.

lo pouco on l'air; on placora uno attollo antérieuro, uno in-
torno et uno oxterno, allant de l'épaulo au coudo, on mottra
sous chaque attollo, soit un coussin, soit de la toilo, soit do
la paillo, etc., et on liera avec des mouchoirs, des serviettes, etc., on soutiendra toujours lo bras dans uno
écharpo. Pour les fractures de l'avant-bras, on fléchira lo
bras, lo pouco on l'air, on placora uno attollo en dedans (fig.5),

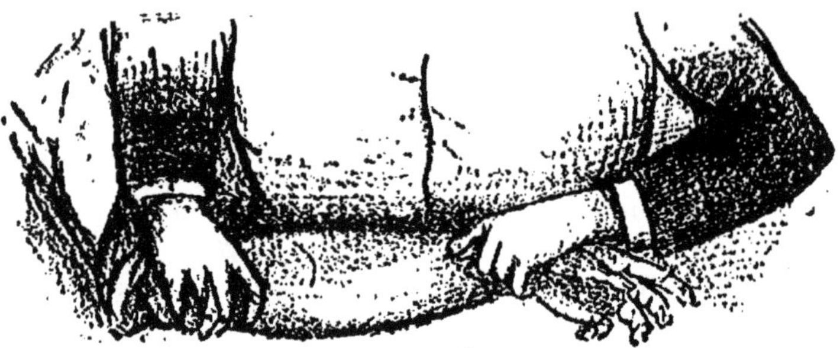

FIGURE 5.

allant depuis la saignée jusqu'au bout des doigts, l'autro
en dehors, allant du coudo au poignet, on appliquera sous
chaquo attollo soit un coussin, soit de la toilo, soit de la
paillo, etc., et on liera avec des cordons, des mouchoirs,
des serviettes, etc. On mettra lo bras dans uno écharpo.

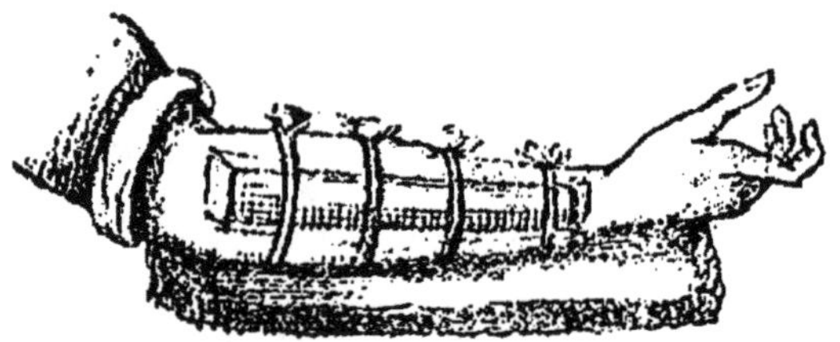

FIGURE 6.

Pour les fractures du poignet et do la main (fig. 6), on
étendra avec un bandage, la main sur uno planchetto et
on suspendra la main dans uno compresso attachéo aux
vêtements.

Fractures du membre inférieur. — Les fractures du

membre inférieur reconnaissent pour causes, des coups, des chutes, des efforts violents, etc.

Les fractures de cuisse présentent comme symptômes : 1° une douleur très vive ; 2° la perte d'usage de la jambe ; 3° une déformation du membre, le genou est porté en dehors ; 4° un raccourcissement du membre, pouvant atteindre 2 à 6 centimètres.

Les fractures de la rotule présentent comme symptômes : 1° une impossibilité complète de se tenir sur la jambe ; 2° un creux sur le genou.

Les fractures de la jambe présentent comme symptômes : 1° une douleur vive ; 2° la perte d'usage du membre ; 3° la déformation ; 4° une saillie sur l'os au toucher.

Les fractures de la cheville et du pied offrent : 1° une douleur ; 2° de l'enflure ; 3° une saillie osseuse.

On peut maintenir les fractures du membre inférieur en fixant le membre fracturé au membre sain, qui fait l'office d'attelle, à l'aide de mouchoirs, de serviettes, de cordes, etc. Cette manière de faire est imparfaite.

On emploie de préférence le procédé suivant (fig. 7) : le membre doit être ramené dans une bonne position, s'il est trop déformé, on le fait maintenir à chaque extrémité par

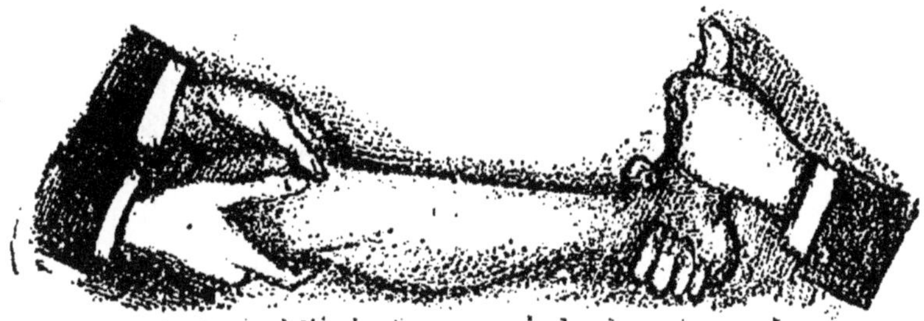

FIGURE 7.

deux hommes ; deux autres placés de chaque côté du blessé, appliquent en dedans et en dehors du membre des tuteurs ou attelles qui seront fixés avec des liens (rubans de fil, mouchoirs, serviettes, etc.) également espacés et modérément serrés.

On interposera entre le membre et les attelles des coussins, de la paille, du foin, de l'étoupe, des vêtements ou des couvertures.

Les attelles, que l'on peut improviser avec des planchettes, des branches d'arbre, des manches à balai, etc. (fig. 8), doivent avoir une longueur proportionnée à celle du membre fracturé.

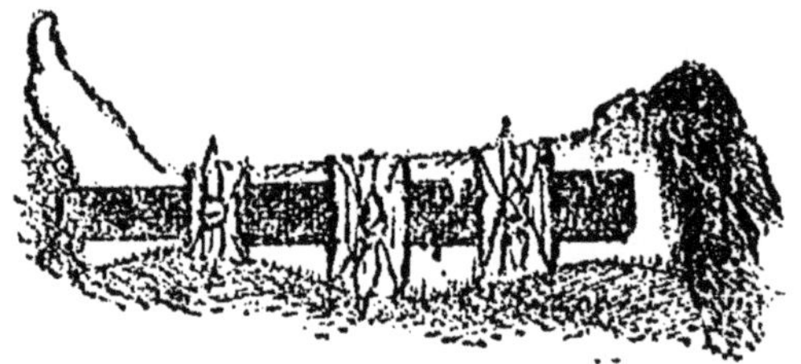

Figure 8.

Pour les fractures de la jambe, les deux attelles, d'égale longueur, s'étendent du genou au pied.

Pour celles de la cuisse, le membre est maintenu par des attelles qui partant, l'interne de la partie supérieure de la cuisse, l'externe de la hanche, s'étendent au delà de

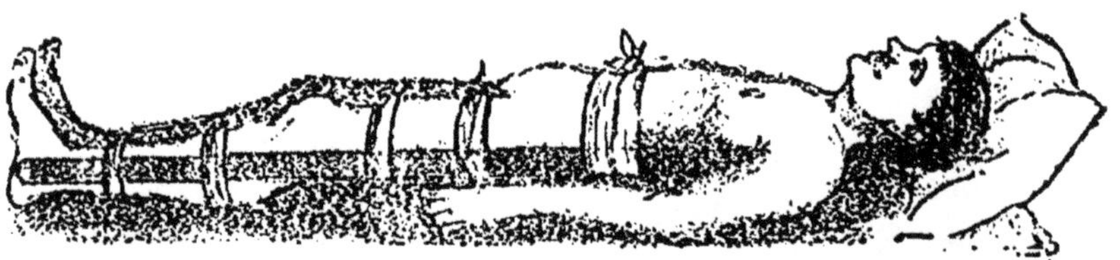

Figure 9.

l'extrémité inférieure du pied (fig. 9). Cette disposition est nécessaire, car le membre a une grande tendance à se renverser en dehors.

On soutient le pied avec une compresse, un bout de bande, un mouchoir, etc., dont le milieu est placé sous la plante du pied, et dont les extrémités, croisées sur le cou-de-pied, sont ramenées et fixées sur les côtés de l'appareil. Si on ne disposait que d'une attelle, on lierait le membre fracturé au membre sain, qui remplacerait l'attelle interne.

Tels sont les premiers soins que toute personne ayant quelques notions, pourra porter à un blessé ayant une fracture.

HÉMORRHAGIES

On appelle hémorrhagie la sortie du sang hors des vaisseaux.

Avant de parler des différentes sortes d'hémorrhagies, nous donnerons un résumé succinct de la circulation du sang.

Le sang est le liquide nourricier chargé d'entretenir la vie. Il circule dans des canaux qui partant du cœur, se ramifient dans toutes les parties du corps pour se réunir de nouveau en se fondant les uns dans les autres et retourner au cœur.

Les premiers canaux sont appelés artères et les seconds, veines. La communication de ces deux sortes de vaisseaux est établie par de petits canaux, d'un calibre très fin, que l'on nomme vaisseaux capillaires.

Le cœur se compose de quatre cavités : deux oreillettes et deux ventricules.

Le sang qui vient des extrémités entre dans l'oreillette droite, passe dans le ventricule du même côté, d'où il est chassé vers le poumon où il se charge d'oxygène et se débarrasse de l'acide carbonique recueilli sur son parcours; du poumon il revient dans l'oreillette gauche, d'où il passe dans le ventricule gauche. Celui-ci en se contractant, le lance dans le corps tout entier.

Tel est le résumé de la circulation. Les artères et les veines n'ayant pas la même structure, puisque le tissu des artères est épais et élastique et que les parois restent béantes quand on les sectionne, tandis que celui des veines est mou et s'affaisse, quand il n'est pas dilaté, une hémorrhagie artérielle sera donc plus dangereuse qu'une hémorrhagie veineuse.

HÉMORRHAGIE ARTÉRIELLE

Le sang d'une artère est rouge vermeil, il jaillit avec force, par jets saccadés correspondant aux battements du cœur, à moins que le vaisseau rompu ne soit placé profondément, ou que le trajet de la plaie ne soit étroit ou tortueux.

L'écoulement diminue ou même s'arrête si l'on comprime entre la plaie et le cœur.

HÉMORRHAGIE VEINEUSE

Dans les blessures des veines, le sang de couleur rouge brun, sort en bavant ou en jet continu, non saccadé. Si l'on faisait une compression entre le cœur et la plaie, l'hémorrhagie augmenterait d'intensité; il faut donc comprimer entre la plaie et l'extrémité du membre, à l'inverse des hémorrhagies artérielles.

HÉMORRHAGIE CAPILLAIRE

L'écoulement du sang provenant des vaisseaux capillaires se fait en nappe; il est presque toujours modéré et se produit lorsque la peau est sectionnée, même superficiellement. Ces hémorrhagies sont généralement de peu d'importance et, par conséquent, n'offrent aucune gravité.

Les secours à porter dans ce cas, sont : 1° examiner attentivement la plaie; 2° la laver avec de l'eau fraîche; 3° tenir la partie blessée dans une position élevée par rapport au reste du corps; 4° arrêter le sang.

Plusieurs moyens sont mis en pratique pour arriver à atteindre ce but.

Nous conseillerons tout d'abord, de ne jamais se servir de perchlorure de fer, qui peut produire des inflammations graves, salit la plaie et gêne l'examen médical ultérieur; si l'hémorrhagie est peu abondante, on appliquera sur la plaie une pièce de toile quelconque (compresse, mouchoir, serviette, etc.), trempée dans de l'eau froide, qu'on fixe avec une bande, un mouchoir, une serviette, un ruban un peu serré; l'action du froid et le rapprochement des bords de la plaie suffisent souvent à arrêter l'hémorrhagie. Lorsqu'une artère importante est lésée et que, par conséquent, le sang coule abondamment, on aura recours à la compression qui peut être directe ou indirecte.

COMPRESSION DIRECTE

On pourra exercer la compression directe soit en enfonçant les doigts dans la plaie en appuyant de toutes ses forces, soit en pratiquant le tamponnement.

Pour appliquer le tamponnement, on coiffe un ou deux doigts d'une pelote d'ouate autant que possible antiseptique que l'on introduit au fond de la blessure; on retire doucement les doigts, puis dans le cul-de-sac ainsi formé on introduit de la charpie jusqu'à ce que le cul-de-sac soit comblé et jusqu'à ce qu'elle surmonte les bords. On recouvre la charpie de quelques compresses, et le tout est solidement maintenu avec quelques tours de bande, un mouchoir, une serviette, etc. A défaut de charpie, on se sert de coton, de linge, d'amadou; ce bandage suffisant pour les petites artères, ne l'est plus pour les artères importantes, alors on aura recours à la *compression indirecte*, c'est-à-dire que l'on comprimera l'artère principale du membre blessé entre la plaie et le cœur.

Le moyen le plus simple est d'entourer le membre avec un lien (mouchoir, serviette, laine, cordons, etc.), fortement serré; mais ce procédé est souvent impuissant et présente de sérieux inconvénients, tel que: gonflement considérable du membre et douleur par suite de l'arrêt complet de la circulation veineuse. Cette ligature ne doit donc être maintenue que très peu de temps. Il faudra donc agir plus directement, et pour cela, on établira la compression au point où l'artère est superficielle ou appliquée sur un os, ce qui l'empêche de fuir sous la pression.

Il est donc nécessaire de connaître les points où l'on peut comprimer les artères.

Pour l'épaule, on comprimera l'artère sous-clavière à la partie moyenne de la clavicule, immédiatement en arrière de cet os. Pour les blessures du cou : l'artère carotide, en dehors du larynx, en agissant bien perpendiculairement à la colonne vertébrale.

Pour les blessures de la face : l'artère faciale sur l'os de la mâchoire inférieure, immédiatement en avant du muscle qui fait saillie, quand on serre fortement les mâchoires. Pour les blessures du front et des parties latérales de la tête, on comprimera l'artère temporale immédiatement en avant du bord antérieur de l'oreille.

Pour les blessures de la partie postérieure de la tête, l'artère occipitale derrière la saillie osseuse placée en arrière de l'oreille.

Pour le bras :

1° L'artère axillaire, dans l'aisselle, contre la tête de l'os humérus (fig. 10) ;

2° L'artère humérale vers le milieu du bras, du côté interne (près du corps), de cette saillie bien connue, le

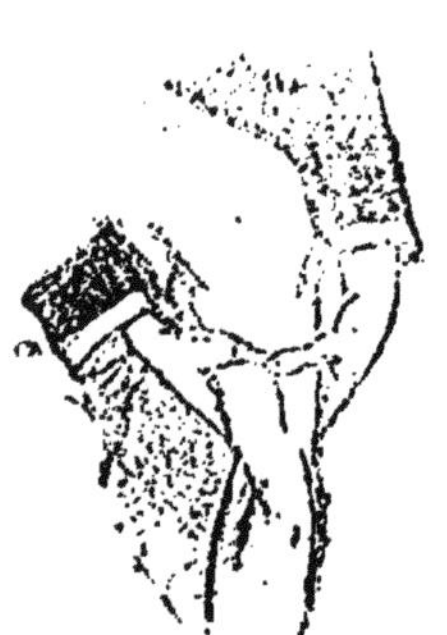

Figure 10.

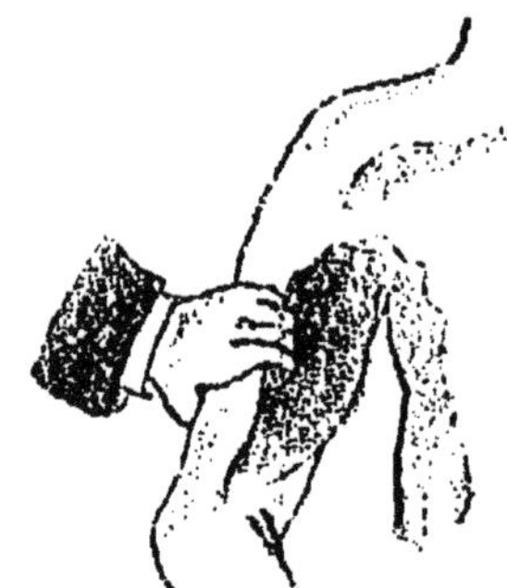

Figure 11.

biceps, qui se produit quand on fléchit l'avant-bras sur le bras (fig. 11).

Pour la jambe :

1° L'artère fémorale au pli de l'aine, un peu en dedans, sur l'os pubis.

Quand on veut faire la compression d'une artère, on se place de côté, en avant ou en arrière du blessé (fig. 12). La compression se fait avec le pouce ou les pouces, appliqués l'un sur l'autre ou avec les quatre derniers doigts, le

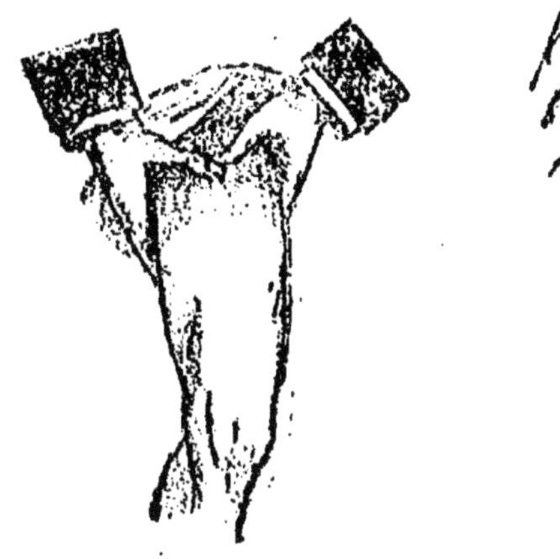

FIGURE 12.

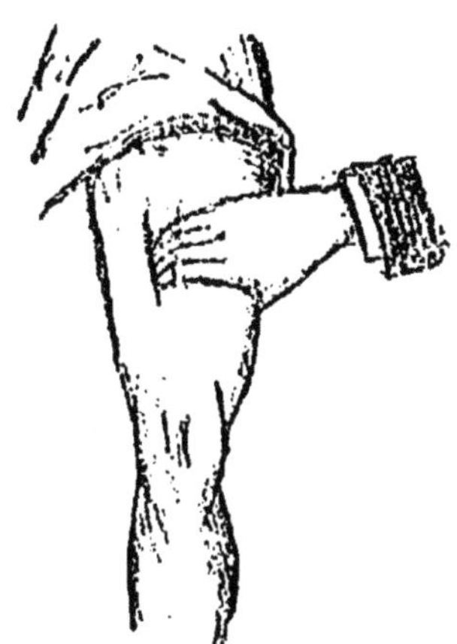

FIGURE 13.

reste de la main prenant un solide point d'appui sur la face opposée du membre (fig. 13).

On met les doigts sur le point où le vaisseau doit être comprimé, et l'on appuie progressivement jusqu'à ce qu'on sente les battements de l'artère. A ce moment, on augmente peu à peu la compression jusqu'à ce que l'hémorrhagie s'arrête (fig. 14). La compression digitale n'étant pas toujours pratique, par suite de certaines circonstances, il faut donc la remplacer par certains appareils fixes. Pour cela, on en a imaginé plusieurs, tels que la pelote compressive, le garrot et le tourniquet à baguettes.

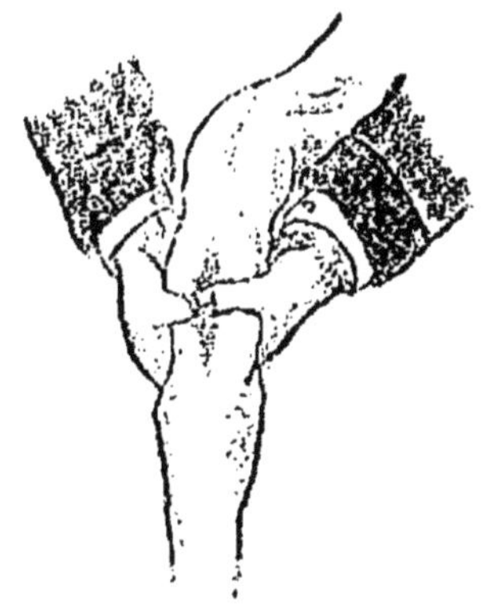

FIGURE 14.

Dans la compression par la pelote, une personne re-

cherche avec le doigt la position de l'artère ; lorsqu'elle
sent les battements, elle remplace le doigt par la
pelote, qu'elle maintient bien exactement sur le trajet du
vaisseau, pendant qu'une autre personne la fixe avec un
lien qui est serré progres-
sivement, jusqu'à ce que
l'écoulement du sang soit
arrêté.

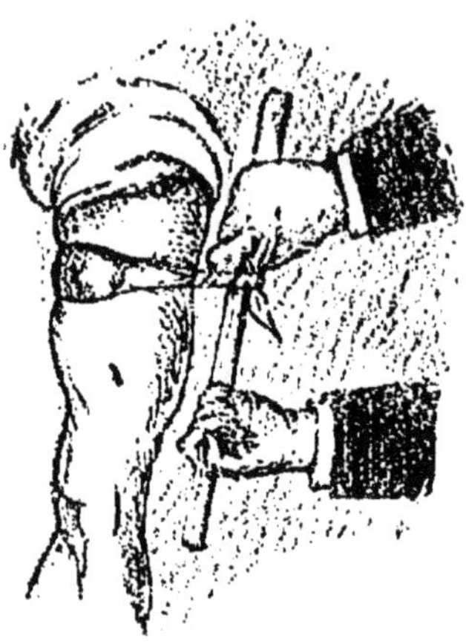

Le garrot se compose :
d'un lien (ruban, corde,
ficelle, bout de bande,
mouchoir, etc.) (fig. 15,
16, 17, 18); d'une pelote
(linge roulé, caillou arron-
di, bouchon); d'une plaque
en bois, cuir ou corne,
compresse pliée en plu-
sieurs doubles; d'un bâ-
tonnet (couteau, branche
d'arbre, etc.), muni d'un

FIGURE 15.

bout de ficelle à son extrémité. Avant de l'appliquer,
une personne détermine le trajet de l'artère principale
du membre lésé en cherchant ses battements; on place
la pelote sur ce trajet et la pièce plate du côté opposé;
ensuite une autre personne embrasse avec le lien qui,

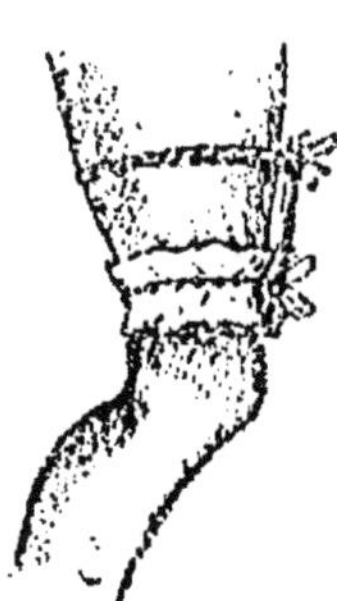

FIGURE 16.

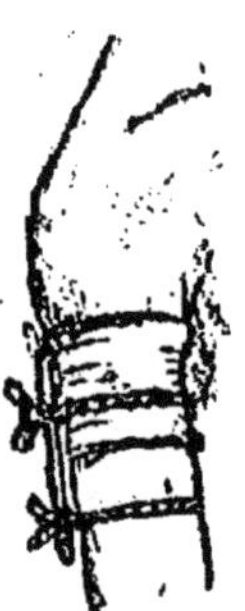

FIGURE 17.

modérément serré, est noué sur la plaque. Le bâtonnet étant engagé sous le nœud, on tord le lien très lentement, jusqu'à ce que l'écoulement de sang soit arrêté, et on le fixe à l'aide d'une ficelle au lien circulaire.

Cet appareil présente l'inconvénient de comprimer le membre et d'en amener le gonflement.

Dans les hémorrhagies de la faciale, de la temporale et de l'occipitale, on comprime, à l'aide d'une cravate, d'un mouchoir, d'une bande auxquels on a fait quelques nœuds bien serrés que l'on applique comme une pelote sur le trajet de l'artère.

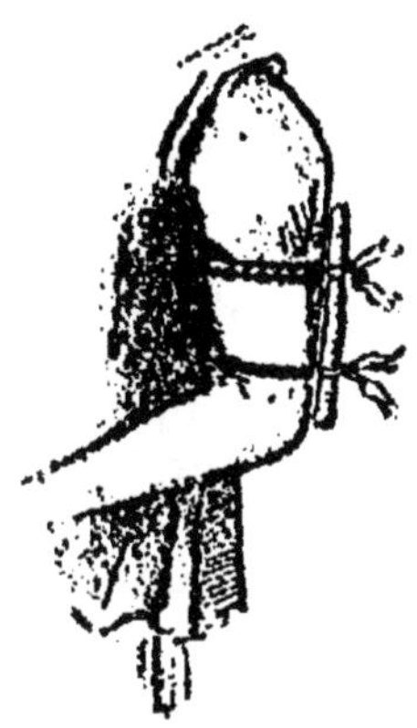

Figure 18.

Le tourniquet à baguettes est formé de deux baguettes résistantes (de 20 à 25 centimètres pour le bras, de 35 à 40 centimètres pour la cuisse) (fig. 19), aux extrémités desquelles on a fait une encoche et dont les deux autres extrémités sont attachées ensemble par un lien solide (ficelle, bout de bande ou de corde), de façon à laisser entre elles un écartement un peu moindre que le diamètre du membre.

On applique ces baguettes, l'une sur le trajet de l'artère, l'autre au côté opposé ; on rapproche les extrémités libres en exerçant peu à peu une pression suffisante

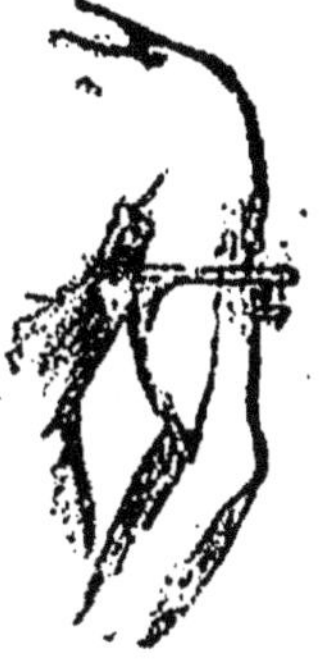

Figure 19.

pour arrêter l'hémorrhagie et on les réunit par un lien.

La pression des baguettes étant un peu douloureuse, on la rend plus supportable en plaçant une petite compresse au-dessous de chaque bâtonnet.

Cet appareil a, sur le précédent, l'avantage de ne pas

comprimer toute la circonférence du membre et d'éviter, par conséquent, le gonflement.

COMPRESSION PAR LA FLEXION FORCÉE DU MEMBRE

Enfin, quand on n'a aucun de ces moyens à sa disposition, ou qu'il faut attendre qu'on les prépare, on pliera fortement la jambe sur la cuisse, ou l'avant-bras sur le bras, lorsque la plaie siège à la jambe ou à l'avant-bras, et on maintiendra le membre dans cette position avec une bande, un mouchoir, une serviette, etc. Ce moyen est incertain et doit être tout à fait provisoire.

HÉMORRHAGIES VEINEUSES

Dans les hémorrhagies veineuses, il suffit généralement de superposer dans la plaie des morceaux de linge fin pliés, des boulettes de charpie, des morceaux d'amadou, en quantité suffisante pour la combler et en surmonter les bords; on recouvre d'un linge, et le tout est maintenu en place par un mouchoir, une serviette, une bande, etc.

Il ne faut jamais se servir de perchlorure de fer.

Si, malgré le tamponnement, l'hémorrhagie persistait, on ferait la compression indirecte entre la plaie et l'extrémité du membre.

Il faut préalablement examiner s'il n'existe pas, au-dessus de la blessure, une constriction qui favorise l'écoulement du sang.

En résumé, quel que soit le procédé employé, on s'empressera tout d'abord de porter le doigt sur l'orifice de la plaie pendant qu'on préparera l'appareil nécessaire.

On ne s'attardera jamais à déshabiller un blessé atteint d'hémorrhagie, on déchirera ou on coupera les vêtements.

PLAIES

Nous diviserons les plaies, suivant la cause qui les produit, en plaies : 1° par instruments tranchants ou coupures; 2° par instruments piquants ou piqûres; 3° par instruments contondants ou contusions; 4° par arrachement; 5° par morsure; 6° par brûlure.

Les plaies peuvent affecter certaines formes. Elles peuvent être longitudinales, transversales ou obliques, ou à lambeaux. Elles peuvent être encore superficielles ou profondes, nettes ou irrégulières, avec ou sans perte de substance.

PLAIES PAR INSTRUMENTS TRANCHANTS OU COUPURES

Ces plaies sont fréquentes.

Elles sont généralement accompagnées d'une hémorrhagie plus ou moins abondante et plus ou moins sérieuse, suivant que la blessure intéresse une artère, une veine ou les capillaires.

Traitement. — On commencera par arrêter l'hémorrhagie par les moyens indiqués à l'article « Hémorrhagie ».

Puis, quand l'hémorrhagie sera arrêtée, on procédera au pansement de la plaie. Pour cela, on commencera par laver la plaie avec de l'eau fraîche ou tiède. L'eau pure suffit et on devra toujours la préférer à l'eau salée et à l'eau vinaigrée. Après cela, on cherchera à enlever avec une petite pince les corps étrangers, tels que des éclats de verre, des pointes d'instrument ébréché, des fragments d'os, des débris de vêtements, s'il en existe.

Lorsque la plaie est nettoyée, et s'il n'y a pas perte de substance, on réunira les bords de la plaie, on l'essuiera ainsi que la région avoisinante, avec un linge sec et on maintiendra les bords rapprochés à l'aide de bandelettes de diachylon ou de taffetas gommé, de taffetas d'Angleterre, etc...

Ensuite on appliquera une bande, un mouchoir, une cravate ou une serviette, en ayant soin de placer le centre du mouchoir, de la serviette, etc., sur le siège même de la plaie et en liant les deux bouts.

S'il y a perte de substance qui ne permette pas la réunion des bords de la plaie, on se contentera de recouvrir celle-ci de compresses ou d'un linge quelconque imbibé d'eau additionnée d'alcool camphré, d'esprit de vin, d'acide phénique, etc.

Il faudra administrer des cordiaux.

PLAIES PAR INSTRUMENTS PIQUANTS OU PIQURES

Ces plaies sont produites par des instruments aigus, pointus, tels que : épines, échardes de bois, aiguilles, épingles, stylets, épées, etc., qui pénètrent plus ou moins profondément.

Ces blessures, lorsqu'elles sont profondes, sont graves.

Traitement. — Il faudra enlever l'instrument piquant, s'il y a possibilité de le faire ; laver la plaie, la faire saigner par des pressions modérées ou par la succion ; recouvrir de compresses ou de linges imbibés d'eau ou de liquide alcoolique. Si la plaie est peu considérable, on la revêtira d'un morceau de taffetas gommé ou de diachylon.

PLAIES PAR INSTRUMENTS CONTONDANTS OU PLAIES CONTUSES — CONTUSIONS

Toutes les fois que le corps est heurté violemment contre un objet dur, résistant, il en résulte une contusion, s'il n'y a pas de solution de continuité, ou bien une plaie contuse, s'il y a division de la peau.

Les contusions et les plaies contuses reconnaissent pour

causes : des coups, des chutes, des chocs contre des corps
étrangers.

Il y a plusieurs degrés dans les contusions : 1° l'ecchymose ; 2° la bosse sanguine ; 3° le broiement des parties
profondes.

Ecchymose. — Elle consiste en tâches d'une teinte vio-
lacée, bleuâtre, quelquefois noire, au centre. Elle est
souvent accompagnée de douleur et de gonflement.

Traitement. — On appliquera des compresses imbibées
d'eau fraîche, d'eau blanche, d'eau-de-vie camphrée, d'eau
salée, de teinture d'arnica, etc.

BOSSE SANGUINE

Si l'épanchement de sang est plus considérable, il peut
se former une bosse sanguine autour de laquelle est une
ecchymose.

Traitement. — Il consiste à exercer de la compression
sur la bosse à l'aide des doigts, des mains, d'une pièce de
monnaie, des compresses un peu dures. Une fois la compression faite, on applique des compresses résolutives,
comme il a été dit plus haut.

BROIEMENT DES PARTIES PROFONDES

La peau peut rester saine et les parties profondes être
broyées, comme on l'observe à la suite de coups, de chocs
violents, de passage de roues de voiture. La peau est
froide et presque insensible.

Comme traitement, on appliquera des compresses imbibées de teinture d'arnica, d'eau-de-vie, d'eau blanche,
d'eau-de-vie camphrée.

PLAIES CONTUSES

Elles se divisent :

En écorchures superficielles et en déchirures avec lambeaux.

Les écorchures superficielles (excoriations ou écorchures) sont douloureuses et sont le plus souvent accompagnées d'un écoulement sanguin plus ou moins abondant.

Traitement. — Il faudra laver la plaie soit avec de l'eau pure, soit avec de l'eau additionnée d'alcool, d'eau-de-vie camphrée, de teinture d'arnica. Puis on recouvrira l'écorchure avec du collodion, du taffetas d'Angleterre, du taffetas gommé, etc.

DÉCHIRURES AVEC LAMBEAUX

Ces lésions s'observent surtout dans les éboulements, dans les chutes graves, etc.

Dans ce cas, le malade est souvent anéanti par sa chute; il est sans mouvement, sans connaissance, refroidi.

Traitement. — On commencera par mettre à nu la partie blessée, à coucher le malade horizontalement à l'air, à le ranimer à l'aide de lotions vinaigrées ou alcoolisées aux tempes, de frictions dans les mains. On lui fera respirer du vinaigre, de l'éther. On lui appliquera des sinapismes aux jambes. On lui fera boire de l'eau additionnée d'eau-de-vie, de l'eau de mélisse, du vulnéraire. Une fois le blessé revenu à lui, on lavera la plaie avec de l'eau fraîche et on appliquera dessus des compresses résolutives.

PLAIES PAR ARMES A FEU

Ces plaies sont produites soit par l'éclatement du fusil, soit par une charge de plomb, soit par une balle, etc.

On extraira immédiatement les corps étrangers, les parties de vêtements, etc., lorsqu'ils ne sont pas entrés profondément. On lavera doucement la plaie; on arrêtera l'hémorrhagie par les procédés indiqués plus haut; on appliquera sur la plaie des compresses d'eau fraîche, d'eau additionnée d'alcool camphré, etc.

On administrera des cordiaux, des frictions stimulantes, s'il y a lieu.

PLAIES PAR ARRACHEMENT, PAR ÉCRASEMENT

Les doigts, les membres en général, peuvent être pris dans des machines, des instruments et être écrasés ou arrachés violemment.

Dans ce cas, on lavera les plaies avec de l'eau fraîche, on arrêtera l'hémorrhagie et on mettra une compresse mouillée. Ne rien tenter d'autre et attendre l'arrivée du médecin.

PLAIES PAR MORSURES

Ces plaies sont faites généralement par les chiens, les chats, les chevaux, certains oiseaux et par les hommes eux-mêmes.

On commencera par laver la plaie avec de l'eau additionnée d'alcool camphré, de teinture d'arnica, etc. Ensuite on la recouvrira d'une compresse d'eau fraîche.

PLAIES EMPOISONNÉES ET ENVENIMÉES

Ces plaies reconnaissent pour causes : 1° les piqûres de guêpes, d'abeilles, de frelons, d'araignées, etc.; 2° les morsures de vipères, de serpents; 3° les morsures de chiens enragés.

1° *Piqûres de guêpes, d'abeilles, etc.* — Ces piqûres ne sont généralement pas graves, mais elles sont assez douloureuses et donnent lieu à un gonflement souvent très considérable.

Traitement. — On retirera le dard de la plaie et on la sucera, si on n'a pas d'écorchures aux lèvres. Pour extraire le dard on se servira des ongles, d'une pince ou d'une clef creuse, qui le fera saillir et permettra de le saisir. Ensuite, on lavera avec de l'eau fraîche. On pourra ajouter à l'eau, du vinaigre, de l'eau sédative ou de l'ammoniaque.

2° *Morsures de vipères, de serpents.* — On liera fortement le membre au-dessus de la piqûre, entre celle-ci et le cœur, au moyen d'un cordon ou d'un lien d'herbe. Il faudra faire saigner la blessure et la sucer, si toutefois on n'a pas d'écorchures aux lèvres. On lavera la plaie avec de l'eau fraîche et on la cautérisera soit avec de l'ammoniaque ou avec un morceau de fer rougi à blanc. En dernier lieu on appliquera sur la morsure des compresses d'eau additionnée d'alcool camphré, de vinaigre, d'alcali, d'acide phénique, etc.

3° *Morsures de chiens enragés.* — On commencera, comme dans le cas précédent, par établir une ligature très serrée entre la plaie et le cœur. De cette façon, on empêchera le virus de pénétrer dans la circulation. On sucera ensuite la plaie, toujours si on n'a pas d'écorchures aux lèvres, ni dans la bouche. On lavera la plaie avec de l'eau ; on l'agrandira avec un canif ou avec un instrument quelconque, on la fera saigner et on la cautérisera profondément avec un morceau de fer rougi à blanc.

CORPS ÉTRANGERS DANS LES YEUX, LA GORGE, LE LARYNX, LE NEZ, LES OREILLES

Les corps étrangers sont généralement des fragments d'os, des épingles, des aiguilles, des pièces de monnaie, des morceaux de viande, des boutons, des noyaux, des pois, des haricots, des arêtes, etc.

Traitement. — On facilitera la sortie des corps étrangers, soit par des vomitifs, s'il s'agit de morceaux de viande, d'arêtes, introduits dans le larynx; soit par des irrigations, des injections d'eau tiède, s'il s'agit de corps étrangers introduits dans l'oreille.

Dans les yeux, on expulsera les corps étrangers (qui sont généralement des paillettes de métal, des grains de sable, des ordures, des insectes, des cils, etc.), soit en provoquant les larmes, soit à l'aide d'un aimant (si ce sont des paillettes métalliques), soit à l'aide d'un pinceau, d'un petit rouleau de papier ou d'une bague. Si on ne peut l'extraire à l'aide de ces moyens, laver l'œil avec de l'eau fraîche et le recouvrir d'une compresse imbibée d'eau fraîche en attendant le médecin.

Dans le nez, on essayera de les saisir avec un crochet ou avec une pince; on provoquera des éternûments, et on fera moucher très fort.

BRULURES

On distingue trois degrés dans les brûlures.

Le premier degré est caractérisé par une rougeur accompagnée d'une douleur plus ou moins cuisante, plus ou moins persistante. Le deuxième degré est caractérisé par une rougeur et une douleur plus intenses et par l'apparition d'ampoules.

Le troisième degré est caractérisé par une destruction plus ou moins grande des tissus.

Traitement. — En règle générale, on enlèvera les vêtements avec précaution; en évitant d'arracher l'épiderme de la peau.

Pour les brûlures au premier degré, on fera des applications de compresses imbibées d'eau fraîche; on pourra ajouter à l'eau de l'extrait de saturne ou de l'eau phéniquée. On appliquera de la pulpe de pommes de terre, de l'huile, du blanc d'œuf, de la poudre d'amidon, du liniment oléo-calcaire, etc.

Pour les blessures au second degré, on ouvrira avec soin les ampoules, afin de ne pas enlever l'épiderme; on enduira les parties d'huile, de liniment oléo-calcaire, on les recouvrira avec de l'ouate. On pourra aussi se servir de compresses imbibées d'eau phéniquée, d'eau additionnée d'alcool camphré, etc. On saupoudrera avec de la poudre d'amidon.

Pour les blessures au troisième degré, on commencera par mettre les parties blessées à l'abri de l'air, comme il a été dit précédemment. On mettra le malade dans une position naturelle pour éviter que les cicatrices n'amènent des déformations. Si la brûlure siège aux oreilles, aux doigts, on interposera, soit entre les oreilles et la peau, soit entre les doigts, des linges de toile imbibés d'un corps gras, afin que les parties n'adhèrent pas entre elles.

Si la brûlure siège aux doigts de la main, on appliquera la main sur une palette de bois.

BRULURES PAR LE VITRIOL OU ACIDE SULFURIQUE, PAR L'ACIDE NITRIQUE, PAR L'ACIDE CHLORHYDRIQUE, ETC.

Comme traitement, on commencera par laver avec de l'eau alcaline, avec de l'eau de savon, avec de l'eau dans laquelle on aura délayé de la chaux, du blanc d'Espagne, des cendres.

Les autres accidents seront traités comme il a été dit plus haut.

S'il s'agissait de brûlures faites avec de la potasse, de la soude caustique, de l'ammoniaque ou de la chaux vive, on laverait la plaie avec de l'eau aiguisée de vinaigre, avec de l'eau acidulée.

CONGÉLATION OU GELURE

La congélation produit à peu près les mêmes lésions que les brûlures.

Elle offre plusieurs degrés, à commencer par le refroidissement de la partie jusqu'à l'apparition d'ampoule ou d'eschares.

Traitement. — On évitera de mettre le malade dans un lieu trop chaud et de se servir d'eau chaude.

On commencera par frictionner le malade avec de la neige, si c'est possible, ou avec des liquides froids. Puis on augmentera peu à peu la température. En même temps, on lui fera boire des boissons chaudes sucrées, telles que eau chaude sucrée, additionnée d'eau-de-vie, de rhum, thé, café, etc.

Dans quelques cas graves on est obligé de pratiquer la respiration artificielle.

ACCIDENTS CAUSÉS PAR LA FOUDRE

Les accidents causés par la foudre peuvent présenter comme symptômes : des brûlures, quelquefois la perte de connaissance, des paralysies partielles, des convulsions, etc.

Comme traitement, on commencera par déshabiller le malade et on épongera tout le corps avec de l'eau froide. On fera des frictions aux bras et aux jambes.

On traitera les brûlures comme il a été dit plus haut.

Pour les autres soins, faire appeler un médecin.

Instruction du Conseil de salubrité sur les secours à donner aux personnes blessées ou indisposées sur la voie publique (1).

Lorsqu'une personne est trouvée blessée ou indisposée sur la voie publique, les premiers secours à lui donner,

_____

(1) Lu et adopté dans la séance du 8 mars 1872. La Commission se composait de MM. Devergie, Guerrard, Larrey, Vernois, membres du conseil, et de M. Auguste Voisin, directeur des secours publics.

en attendant l'arrivée de l'homme de l'art, qu'il faut toujours appeler immédiatement, sont :

1° *Dans tous les cas*, relever le blessé ou le malade avec précaution, et le conduire ou le transporter sur un brancard, au poste le plus voisin ou dans le lieu le plus rapproché où il puisse être secouru.

2° *En cas de plaie*, si le médecin tarde à arriver, et s'il paraît y avoir du danger, il faut découvrir doucement la partie blessée, en coupant, s'il est nécessaire, les vêtements avec des ciseaux, afin de s'assurer de l'état de la blessure. On lavera celle-ci avec une éponge ou du linge imbibé d'eau fraîche, pour la débarrasser du sang ou des corps étrangers qui peuvent la souiller.

3° *S'il n'y a qu'une simple coupure* et que le sang soit arrêté, on doit rapprocher les bords de la plaie et les maintenir en cet état, en la couvrant d'un morceau de taffetas gommé, dit taffetas d'Angleterre, ou de bandelettes de sparadrap, qu'on aura pris soin de passer, au besoin, devant une bougie allumée ou au-dessus de charbons ardents, pour les rendre collantes.

4° *En cas de contusion ou de bosse*, il faut appliquer sur la partie des compresses imbibées d'eau fraîche, avec addition d'extrait de saturne, une cuillère à café d'extrait de saturne pour un verre d'eau ; à défaut d'extrait de saturne, on peut mettre du sel commun. Ces compresses seront maintenues en place au moyen d'un mouchoir ou de tout autre bandage médiocrement serré, et on les arrosera fréquemment, afin de les tenir humides, avec le mélange indiqué ci-dessus.

5° *S'il y a perte de sang abondante*, ou hémorrhagie par une plaie, on devra chercher à l'arrêter, en appliquant sur cette plaie, soit des morceaux d'amadou, soit des gâteaux de charpie, soutenus au moyen de la main, d'un mouchoir, ou de tout autre bandage qui comprime suffisamment sans exagération.

Si le sang s'échappe très abondamment et que le blessé soit pâle, défaillant, il importe d'exercer de suite avec les doigts une forte compression sur l'endroit d'où part le sang; puis d'appliquer sur la plaie un tampon d'amadou, de charpie ou de linge imbibé de solution normale de perchlorure de fer étendu de quatre fois son volume d'eau. L'appareil sera maintenu à l'aide d'une compresse et d'une bande pliée en plusieurs doubles.

6° *Si le blessé crache ou vomit le sang*, il faut le placer sur le dos ou sur le côté correspondant à la blessure, la tête et la poitrine légèrement élevées, doucement soutenues, et lui faire prendre, par petites gorgées, de l'eau fraîche.

Les plaies qui fournissent aussi du sang seront fermées au moyen d'un linge fin posé sur elles et d'un gâteau de charpie surmonté de compresses et d'un bandage. Des compresses trempées dans de l'eau fraîche pourront, en outre, être appliquées sur la poitrine ou sur le creux de l'estomac.

7° *Dans le cas de brûlure*, il faut conserver et replacer avec le plus grand soin les parties d'épiderme soulevées ou en partie arrachées.

On percera les ampoules avec une épingle et on en fera sortir le liquide. On couvrira ensuite la partie brûlée avec des compresses imbibées d'eau fraîche que l'on arrosera fréquemment, et on les enveloppera d'une ouate non gommée.

8° *Dans le cas de foulure ou d'entorse*, il faut plonger, s'il est possible, la partie blessée dans un vase rempli d'eau fraîche et l'y maintenir pendant très longtemps en renouvelant l'eau à mesure qu'elle s'échauffe. Si la partie ne peut être plongée dans l'eau, il faut la couvrir ou l'envelopper de compresses imbibées d'eau, que l'on entretiendra fraîches au moyen d'un arrosement continuel.

9° *Dans toute lésion de jointure*, il faut éviter, avec le

plus grand soin, de faire exécuter au membre malade aucun mouvement brusque et étendu. On placera et on soutiendra ce membre dans la position qui occasionne le moins de douleur au blessé, et on attendra ainsi l'arrivée du chirurgien.

10° *Dans le cas de fracture*, il faut éviter aussi d'imprimer au membre aucun mouvement ; pendant le transport du blessé, on doit le porter ou le soutenir avec la plus grande précaution.

S'il s'agit du bras, de l'avant-bras ou de la main, on rapprochera doucement le membre du corps et on le soutiendra avec une écharpe dans la position la moins pénible pour le blessé.

Si la lésion existe à la cuisse ou à la jambe, il importe, avant tout, d'immobiliser le membre tout entier en le soutenant également dans toute son étendue ; on place ensuite le blessé sur le brancard ou sur un lit, on étend avec précaution le membre fracturé sur un oreiller, et on l'y maintient à l'aide de deux ou trois rubans suffisamment serrés par dessus l'oreiller.

On peut aussi, à défaut de ce moyen, rapprocher le membre blessé du membre sain, et les unir ensemble dans toute leur longueur, sans trop les serrer, mais de manière que le membre sain soutienne l'autre et prévienne le dérangement de la fracture. Un point important est de soutenir le pied immobile par rapport à la jambe, et fléchi sur elle, et de l'empêcher de se déplacer en dedans ou en dehors. Ici encore il y a lieu de recourir à l'application de compresses d'eau froide, etc.

11° *Dans le cas de syncope ou perte de connaissance*, il faut tout d'abord desserrer les vêtements, enlever ou relâcher tous les liens qui peuvent comprimer le cou, la poitrine ou le ventre. On couchera ensuite le malade horizontalement, et on s'efforcera de le ranimer au moyen de fortes aspersions d'eau fraîche sur le visage, de frictions avec du vinaigre sur les tempes et autour du nez. On pourra passer rapidement un flacon d'ammoniaque sous les narines, on fera des frictions sur la région du cœur avec de l'alcool camphré ou toute autre liqueur spiritueuse : ces secours doivent quelquefois être prolongés longtemps avant de produire le rappel à la vie. Si le malade a perdu beaucoup de sang et s'il est froid, il faut réchauffer son lit et pratiquer, par dessous les couvertures et sur tout le corps, des frictions avec la flanelle.

Lorsque la syncope commence à se dissiper et que le malade reprend ses facultés, on peut lui faire avaler de l'eau sucrée avec quelques gouttes d'alcool de mélisse ou de vulnéraire.

Lorsque la perte de connaissance complique des blessures considérables au crâne, il faut se contenter de placer le blessé dans la situation la plus commode, la tête médiocrement soulevée et soutenue avec soin, maintenir la chaleur du corps, surtout des pieds, en attendant l'arrivée du médecin.

Si le blessé est dans un état d'ivresse qui paraisse dangereux par l'agitation extrême qui existe, ou par l'anéantissement profond des forces qu'il détermine, on peut lui administrer par gorgées, à quelques minutes d'intervalle, un verre d'eau légèrement sucrée, avec addition d'une cuillerée à café d'acétate d'ammoniaque. L'administration de cette préparation pourra être répétée une fois, s'il en est besoin.

Il importe de se rappeler qu'un nombre trop grand de personnes autour des individus blessés ou autres, qui ont besoin de secours, est toujours nuisible. Pour être efficaces, ces secours doivent être donnés avec calme, et appropriés exactement aux différents cas spécifiés dans la présente instruction.

Composition de la caisse de secours à pansements.

1. Une paire de ciseaux mousses, 16 centimètres de long.
2. Cinq coussins balle d'avoine, trois de 43 centimètres de long et deux de 50 centimètres de long.
3. Deux attelles bois pour fracture de cuisse, de 46 centimètres de long.
4. Trois attelles bois pour fracture de jambe, 40 centimètres de long.
5. Trois attelles bois pour fracture de bras, 32 centimètres de long.
6. Deux attelles bois pour fracture d'avant-bras, 21 centimètres de long.
7. Deux draps fanons, avec deux compresses graduées et trois rubans de fil.
8. Une pièce ruban fil écru.
9. Une cuvette ronde en fer étamé.
10. Une éponge avec enveloppe en taffetas gommé.
11. Une feuille ouate ou carde de coton.
12. Un étui rond en bois, contenant 100 épingles et 6 aiguilles.
13. Deux pelotes de fil ciré.
14. Un grand flacon bouché à l'émeri, contenant 500 grammes de dextrine.
15. Un grand flacon bouché à l'émeri, contenant 500 grammes alcool vulnéraire.
16. Un grand flacon bouché à l'émeri, contenant 500 grammes acétate de plomb liquide.
17. Un grand flacon bouché à l'émeri, contenant 500 grammes perchlorure de fer.
18. Un flacon carré bouché à l'émeri, contenant de l'alcool camphré.
19. Un petit flacon rond bouché à l'émeri, contenant éther sulfurique.
20. Un petit flacon rond bouché à l'émeri, contenant ammoniaque liquide.
22. Un petit flacon rond bouché à l'émeri, contenant vinaigre des Quatre-Voleurs.
23. Un kilo bandes à pansement.
24. Cinq cents grammes compresses.
25. Cinq cents grammes charpie.
26. Un étui fer-blanc avec sparadrap.
27. Un goblet étain.
28. Une cuiller en fer étamé.
29. Une palette à saigner.
30. Un paquet 20 grammes agaric de chêne.
31. Une boîte de sinapismes en feuilles de Rigollot.
32. Une pince à couper les épingles.
33. Une boîte en chêne avec poignées et serrure.

Instruction du Conseil de salubrité sur les soins à donner aux personnes mordues par des chiens enragés ou suspects de rage (1).

Lorsqu'une personne aura été mordue par un chien en-ragé ou suspecté de rage, on devra :

Faire saigner la plaie, la laver et la cautériser.

1° Il faut, dans le plus bref délai possible, par des pres-sions suffisantes, faire saigner abondamment les morsures, les plus profondes comme les plus légères, et les laver à grande eau, avec un jet d'eau, si cela est possible, ou avec tout autre liquide, fût-ce même de l'urine, jusqu'au moment de la cautérisation. On placera immédiatement, quand la chose sera possible, une ligature à la racine du membre mordu.

La cautérisation pourra être faite avec du caustique de Vienne, du beurre d'antimoine, du chlorure de zinc et surtout avec *le fer rouge*, qui est en pareil cas le meilleur des caustiques. Tout morceau de fer (bout de tringle, fer à plisser, clef, clou, etc.), chauffé au rouge, peut servir à pratiquer ces cautérisations, qui devront atteindre toutes les parties de la plaie.

3° Le succès de la cautérisation dépendant de la promptitude avec laquelle elle est faite, chacun pourra la pratiquer.

4° Les cautérisations avec l'ammoniaque (alcali vola-til), les différents alcools, la teinture d'arnica, les solu-tions phéniquées sont *absolument inefficaces.*

Les animaux domestiques mordus seront traités de la même manière ; on aura soin, d'ailleurs, de maintenir la plaie en suppuration, en la saupoudrant de temps à autre de poudre de cantharides et en la pansant pendant plu-

---

(1) Instruction rédigée par MM. Pasteur, Larrey et Bouchar-dat, approuvée par le Conseil d'hygiène publique et de salubrité, le 6 janvier 1882.

4

sieurs semaines avec un mélange, à poids égaux, de térébenthine, d'huile d'olive et de jaune d'œuf. Ces animaux doivent être séparés des autres et tenus attachés.

PUSTULE MALIGNE — CHARBON

182. La piqûre de certaines mouches qui se sont nourries de viandes en putréfaction donne lieu à une maladie des plus graves, qu'on peut assimiler à un empoisonnement ; il se forme d'abord une simple vésicule remplie d'un liquide clair, accompagnée de démangeaisons insupportables. Le patient se gratte violemment et souvent écorche la plaie. Le lendemain, la vésicule est remplacée par une petite plaque livide, de la grandeur d'une lentille ; la peau s'est tuméfiée alentour, et couverte de petites ampoules qui, isolées d'abord, finissent par se réunir. Le centre brunit peu à peu, durcit et devient insensible ; c'est une plaque gangréneuse qui s'étend assez vite et gagne les parties voisines. En même temps, le membre atteint se gonfle, s'engourdit, et si les progrès du mal ne sont pas enrayés par la force du sujet ou par des soins intelligents, toute la constitution s'altère ; il survient de la pâleur, de l'abattement avec somnolence, des envies de vomir, la raison s'égare, le délire survient et l'enflure gagnant tout le corps, le malade succombe dans un état gangréneux général.

Dans les premiers moments de cette terrible maladie, on n'a affaire qu'à ce qu'on appelle la *pustule maligne* ; quand les accidents se sont généralisés, c'est le *charbon*.

Les gens dont la profession exige le contact incessant des bestiaux : fermiers, bouchers, marchands, vétérinaires, sont les plus exposés à la pustule maligne ; on la voit se produire également chez les habitants des campagnes, parmi les employés des halles et marchés, chez les personnes qui manipulent les viandes, les peaux, les laines, etc., provenant des animaux atteints du charbon ; elle est plus rare, dans le reste de la population.

Premiers secours. — Toute piqûre dont la nature n'est pas bien connue, doit être traitée comme nous l'avons dit (179).

183. Dès qu'on a quelque raison de craindre qu'il s'agit d'une piqûre charbonneuse, cautériser avec l'acide phénique alcoolisé, ainsi préparé :

> Prenez : Acide phénique cristallisé....... 9 parties
> Alcool...................... 1 —

Le mélange étant liquide, on en fait tomber une seule goutte sur le point malade.

Si la plaque lenticulaire gangréneuse est déjà formée, il faut l'ouvrir par une incision en croix, au moyen d'une lancette ou d'un rasoir et cautériser la plaie par le fer rougi à blanc, la pierre à cautère ou le caustique de Vienne ; on applique ensuite un pansement formé de compresses imbibées d'eau-de-vie camphrée.

Un moyen qui a été longtemps tenu secret, et qui réussit très bien, consiste à appliquer sur la pustule un morceau de diachylum de la dimension d'une pièce de cinq centimes, saupoudré de sublimé corrosif ; on le maintient en place pendant deux ou trois jours. Quel que soit le procédé qu'on ait suivi, appeler le médecin le plus tôt possible.

Nous reproduisons l'avis du Conseil de salubrité relatif aux précautions à prendre contre les affections charbonneuses.

Avis du Conseil de salubrité sur les précautions à prendre contre les affections charbonneuses (1).

Les ouvriers qui travaillent dans les boucheries, tanneries, mégisseries, ceux qui manipulent les laines, les peaux fraîches ou les peaux sèches venant des pays étran-

---

(1) Avis rédigé par MM. Bouchardat, Hillairet et Pasteur, rapporteur. — Lu et adopté dans la séance du 7 juillet 1882.

gers, les cornes, les poils, sont exposés à prendre le *charbon* lorsque les viandes, les peaux, les laines, etc., proviennent d'animaux atteints de cette affection.

La maladie se manifeste aux mains, au cou, au visage, aux paupières, par une enflure avec ou sans point apparent d'inoculation au centre de l'enflure. Celle-ci augmente peu à peu de volume. Elle se termine le plus souvent par la mort. Tant que l'enflure est à son début, le développement ultérieur du mal peut être conjuré.

Ordinairement, la personne contaminée ne donne aucune attention à l'enflure et croit être à l'abri de tout danger. C'est une fausse sécurité pour tous ceux qui sont dans les conditions de travail que nous avons rappelées en commençant. Chaque année, Paris compte plusieurs morts des suites de la terrible maladie, morts qui auraient pu être prévenues facilement.

Les cas de mort sont dus généralement à l'ignorance du danger. Les personnes intéressées négligent de recourir tout de suite aux conseils d'un homme de l'art. Elles ne se décident à se rendre à l'hôpital ou chez un médecin à leur portée, qu'après une aggravation du mal et alors que toute médication ou opération est devenue inutile.

En conséquence, l'administration invite tous les ouvriers des catégories précitées à donner la plus grande attention aux moindres enflures, démangeaisons persistantes et œdèmes, et les engage expressément à se rendre, sans retard, dès qu'ils en constatent la présence, chez un médecin qu'ils informeront de la nature de leur profession et de leur crainte d'un danger possible, parce que les matières qu'ils manipulent peuvent être souillées du parasite charbonneux ou de ses germes. Le médecin sera juge de ce qu'il y aura à faire.

PIQURES ANATOMIQUES

184. Les médecins, et surtout les élèves en médecine, en pratiquant les autopsies et les dissections, sont exposés

à se piquer ou à se couper. Il en est de même des personnes qui, pour une raison ou pour une autre, ouvrent le cadavre d'un animal mort et déjà décomposé. Les plaies produites dans ces circonstances sont éminemment dangereuses ; elles déterminent toujours des désordres graves et quelquefois mortels.

Premiers secours. — Appliquer ceux que nous avons indiqués pour la morsure des serpents (177), sauf la succion avec la bouche.

185. Pansements avec l'eau phéniquée ainsi préparée :

Prenez : Acide phénique............ 1 gramme
Eau..................... 1.000 —

SECOURS AUX PERSONNES EMPOISONNÉES

Lorsque chez une personne bien portante, on voit tout à coup, à la suite d'un repas ou de l'ingestion d'une substance quelconque, survenir des vomissements, des coliques avec douleurs violentes d'estomac ou d'intestins, du délire ou une somnolence invincible, on peut soupçonner l'existence d'un empoisonnement. Les secours à porter à la personne victime d'un empoisonnement peuvent se diviser en trois catégories.

1° Provoquer l'évacuation du poison en faisant vomir. Pour cela on administrera 5 centigrammes d'émétique que l'on fera dissoudre dans un demi-verre d'eau tiède ; on répétera cette dose deux fois, à un quart-d'heure d'intervalle. Pour faciliter les vomissements, on fera boire de l'eau tiède en grande quantité.

On pourra également favoriser les vomissements en chatouillant le fond de la gorge avec une barbe de plume ou de tout autre objet.

2° Administrer au plus vite le contre-poison, afin de neutraliser les effets de la substance toxique.

3º Ranimer la circulation à l'aide de frictions, de couvertures chaudes. Faciliter la respiration.

Nous diviserons maintenant les poisons en trois classes et nous indiquerons pour chacun d'eux leurs contre-poisons.

I. — POISONS IRRITANTS

Les principaux poisons irritants ou corrosifs sont : le chlore, le brôme, l'iode, le phosphore, l'eau de Javel, les alcalis, tels que : la potasse, la soude, l'eau seconde si employée par les peintres et les graveurs, la chaux, l'ammoniaque ou alcali volatil, l'eau sédative ; les acides chlorhydrique ou esprit de sel, nitrique ou eau-forte, l'acide sufurique ou vitriol, le sel d'oseille, l'eau de cuivre, l'acide phénique, etc. L'arsenic et ses composés, les mercuriaux, le vert-de-gris, les antimoniaux, le nitrate d'argent, les cantharides, le sulfate de zinc, les sels de plomb, etc.

II. — POISONS NARCOTIQUES

Les principaux poisons narcotiques sont : l'opium et ses composés, le laudanum, la jusquiame, le sulfate de quinine, le safran, le chloroforme, l'acide prussique, etc.

III. — POISONS NARCOTICO-ACRES

Les principaux poisons narcotico-âcres sont : la belladone, la ciguë, la digitale, le tabac, le datura stramonium, la noix vomique, la strychnine, le camphre, etc.

1. — Poisons irritants ; leurs contre-poisons.

POISONS	CONTRE-POISONS
Iode et brome.	Eau albumineuse en abondance ; décoction d'amidon ; lavement d'amidon.

POISONS	CONTRE-POISONS
Phosphore.	Faire vomir; eau albumineuse tiède; essence de térébenthine; magnésie calcinée en quantité.
Chlore (eau de Javel).	Administrer d'abord une grande quantité d'eau albumineuse tiède; puis faire vomir; lait en abondance; frictions avec flanelle chaude.
Alcalis (potasse, soude, eau seconde, chaux, ammoniaque, eau sédative).	Donner des acides; faire boire de l'eau vinaigrée, de la limonade au citron, de l'eau albumineuse de l'huile d'olive.
Acides concentrés (vitriol, sel d'oseille, eau de cuivre, esprit de sel, eau forte, acide phénique, etc.).	Faire vomir; gorger le malade d'eau additionnée de magnésie, de bicarbonate de soude, d'eau de savon, d'eau de blanc d'Espagne, d'eau albumineuse puis lait, huile d'olive.
Arsenic et composés.	Faire vomir; lait, eau à la magnésie, eau albumineuse, huile d'olive, hydrate de peroxyde de fer en gelée en grande quantité; boissons émollientes et diurétiques, également en grande quantité.
Mercuriaux.	Faire vomir; eau albumineuse, lait.
Vert-de-gris.	Faire vomir; eau albumineuse, lait.
Antimoniaux (antimoine, émétique).	Faciliter les vomissements par l'ingestion d'une grande quantité d'eau albumineuse, par le chatouillement de la luette; puis décoction de quinquina, café fort, thé, lait, décoction d'écorce de chêne.
Nitrate d'argent (pierre infernale).	Faire vomir; puis eau salée en grande quantité; boissons émollientes.
Cantharides.	Bains, potions camphrées, absorption d'eau de lin en quantité.

POISONS	CONTRE-POISONS
Sulfate de zinc.	Eau albumineuse et lait en quantité.
Sels de plomb.	Sulfate de soude; eau albumineuse et lait.

2. — Poisons narcotiques.

POISONS	CONTRE-POISONS
Opium et ses composés.	Faire vomir; quand le malade aura vomi, administrer du café en grande quantité, lotions froides sur la colonne vertébrale; faire marcher le malade. Empêcher par tous les moyens le malade de s'assoupir ou de dormir; s'il y a menace d'asphyxie, insuffler de l'air dans les poumons (respiration artificielle).
Laudanum.	Même traitement; aspersions d'eau froide sur la face; sinapismes, flagellations.
Jusquiame.	Même traitement.
Sulfate de quinine.	Eau froide sur la colonne vertébrale; vin, café.
Safran.	Même traitement que l'opium.
Chloroforme.	Air frais ou mieux inhalation d'oxygène; desserrer les vêtements; respiration artificielle; eau froide sur la figure et sur la poitrine.
Acide prussique.	Inhalation d'eau de Javel ou d'ammoniaque; affusions froides sur la tête, la nuque, le dos; infusion de café.

3. — Poisons narcotico-âcres.

POISONS	CONTRE-POISONS
Belladone, ciguë, digitale, datura stramonium.	Provoquer les vomissements; absorption de café, vin, mixture d'huile de ricin et de fleurs d'oranger.

POISONS	CONTRE-POISONS
Noix vomique, strychnine, camphre.	Faire vomir immédiatement; insuffler l'air dans les poumons pour éviter l'asphyxie; absorption de quinquina.
Champignons.	Faire vomir; éviter l'eau vinaigrée; administrer du café fort; quelques gouttes d'éther sur du sucre.
Moules, congres, crevettes, viandes gâtées.	Faire vomir; puis limonade au citron, eau vinaigrée.

Dans tous ces cas, il sera urgent de faire prévenir un médecin au plus vite.

ASPHYXIE

ASPHYXIE EN GÉNÉRAL

Toutes les fois que la respiration est arrêtée par une cause quelconque d'une manière momentanée ou définitive, on dit qu'il y a asphyxie.

L'asphyxie reconnaît pour causes :

1º La submersion ;

2º Les gaz méphitiques ou autres ;

3º Les gaz qui se dégagent des fosses d'aisance, des puisards, des égouts, des citernes ;

4º Les gaz se dégageant des caves renfermant de la drèche, l'air confiné ou non renouvelé ;

5º Le gaz de l'éclairage ;

6º La strangulation, la suspension ou pendaison, la suffocation ;

7º Le froid ;

8º La chaleur ;

9º La foudre.

1. — Asphyxie par submersion.

Aussitôt que le noyé est retiré de l'eau, il faut le coucher sur le côté droit, incliner légèrement sa tête et la soutenant par le front, écarter doucement les mâchoires, soit avec le manche d'une cuiller, soit avec un coin de bois, puis mettre un bouchon entre les grosses dents, afin de favoriser la sortie de l'eau et des mucosités. Si celles-ci tardaient à être rendues, on en faciliterait l'expulsion à l'aide du doigt ou des barbes d'une plume.

Il faudrait bien se garder de suspendre le noyé par les pieds, ce moyen est très dangereux.

On déshabillera le noyé, le plus vite possible, on lui coupera même ses vêtements.

Si les habits trempés semblent trop adhérer au corps, on l'enveloppera dans une couverture ou dans des vêtements secs.

Il faudra toujours veiller à ce que la langue ne se renverse pas en arrière. Pour cela, on l'attirera au dehors soit avec des pinces, soit avec les doigts recouverts d'un mouchoir et si cela est nécessaire, on la maintiendra dans cette position, en prenant la langue entre les dents du noyé et, en passant un mouchoir sous la mâchoire inférieure, ledit mouchoir étant lié au-dessus de la tête (mouchoir en mentonnière).

Ces précautions prises, il s'agira de ramener la respiration. Pour cela, plusieurs procédés ont été indiqués ;

1° L'aspiration de bouche à bouche ;

2° L'insufflation de l'air à l'aide d'un tube, d'un tuyau de pipe, etc. ;

3° Le procédé Marshall-Hall ;

4° Le procédé Sylvester ;

5° Le procédé Pacini.

1° L'aspiration de bouche à bouche consiste à appliquer sa bouche sur celle du noyé dont on serre le nez, et on souffle fortement. On renouvelle cette tentative plusieurs fois de suite. En même temps, un aide exerce des pressions méthodiques et alternatives sur le ventre et sur la poitrine, de manière à imiter à peu près les mouvements d'inspiration et d'expiration.

2° L'insufflation de l'air à l'aide d'un tube, d'un tuyau de pipe, etc., se pratique de la manière suivante. On introduit l'instrument dans une des narines et on presse les côtés du nez entre l'index et le pouce ; puis avec l'autre main appliquée sur les lèvres, on obstruera la bouche, de façon à ce que l'air ne puisse pas s'échapper. L'assistant souffle légèrement alors avec la bouche dans le tuyau. La poitrine se soulève aussitôt. A ce moment, l'assistant retire sa bouche du tuyau et un aide fait sortir l'air introduit dans les poumons en faisant avec ses deux mains une pression sur la base de la poitrine. Il faudrait recommencer cette manœuvre jusqu'à ce que la respiration soit rétablie complètement.

3° Le procédé de Marshall-Hall est basé sur les changements de position du corps, propres à dilater et à rétrécir alternativement la cavité des poumons.

On placera le malade sur le ventre (fig. 20), après avoir

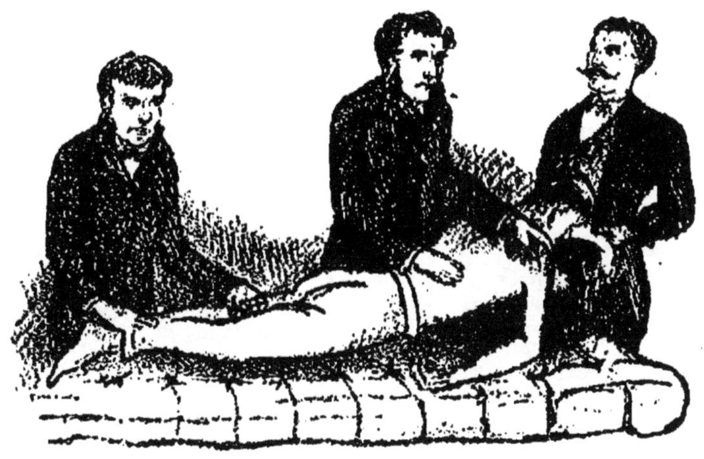

FIGURE 20.

soulevé la poitrine à l'aide d'une couverture roulée, d'un paquet de vêtements, d'un traversin ferme ou de tous autres objets. On exercera une pression vive et énergique entre les omoplates, que l'on cessera aussitôt que l'on changera de position. Puis, on tournera le corps lentement sur le côté (fig. 21) jusqu'à ce qu'il soit arrivé presque sur le dos, et on le ramènera aussitôt à sa position première. On changera alternativement de côté, et on

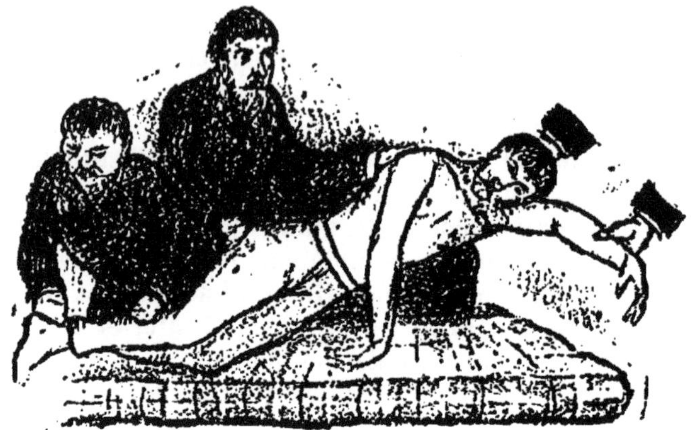

FIGURE 21.

renouvellera les manœuvres environ quinze fois par minute.

4° **Le procédé Sylvester,** qui est supérieur au procédé de **Marshall-Hall, consiste à reproduire par des mouvements**

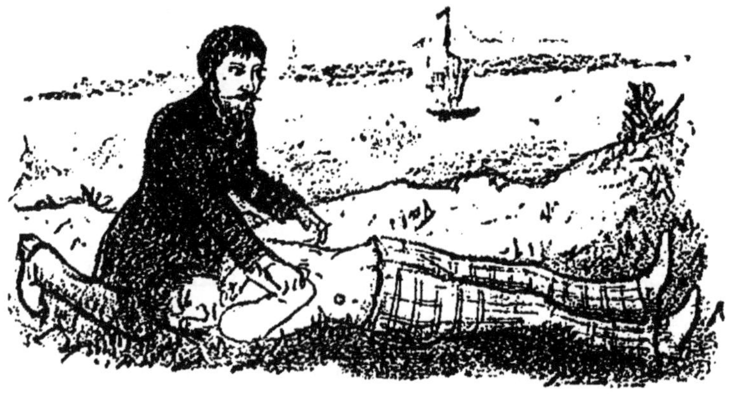

FIGURE 22.

raisonnés, imprimés aux bras, le jeu des muscles qui soulèvent et dépriment la poitrine.

Pour cela, le corps est placé sur le dos (fig. 22), les épaules soulevées par une couverture ou vêtement roulé, par un traversin ferme. L'assistant se place à la tête, tandis qu'un aide maintient les pieds de l'asphyxié (noyé). Le premier saisit les bras du noyé, près des coudes, les avant-bras étant repliés sur les bras; puis, les ayant appuyés assez fortement sur les côtés de la poitrine, il les porte rapidement au-dessus de la tête,

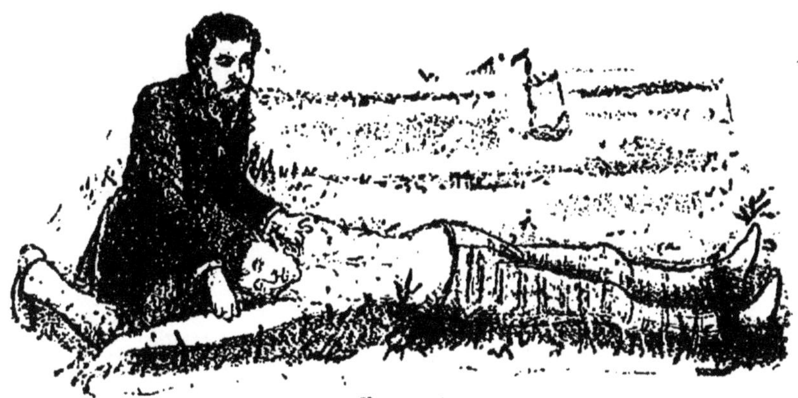

FIGURE 23.

en leur faisant décrire un arc de cercle (fig. 23). Il les ramène ensuite à leur position première. Il devra répéter ces mouvements alternativement, hardiment et avec persévérance, quinze fois par minute.

5° Le procédé Pacini est certainement le meilleur.

On maintient la tête dans la direction ordinaire du tronc et, après s'être placé derrière elle (fig. 24), on empoigne fortement la partie supérieure des deux bras, près du moignon des épaules, en plaçant le pouce en avant sur le col de l'humérus, et les quatre autres doigts par derrière. Alors, en tirant à soi et en soulevant en même temps le moignon des épaules, on cherche à utiliser la connexion des clavicules avec le sternum pour élever cet os avec les côtes correspondantes.

On entend bientôt l'air pénétrer dans les poumons, en produisant l'inspiration. Si l'on cesse alors l'action inspiratoire, on permet à l'élasticité des membres de produire l'expiration telle qu'elle s'accomplit naturellement. En répétant alternativement ces mouvements avec le rythme ordinaire de la respiration, ou avec un rythme plus accéléré, quand on le juge opportun, il semble que l'individu asphyxié, alors même que la mort est réelle, revient réelle-

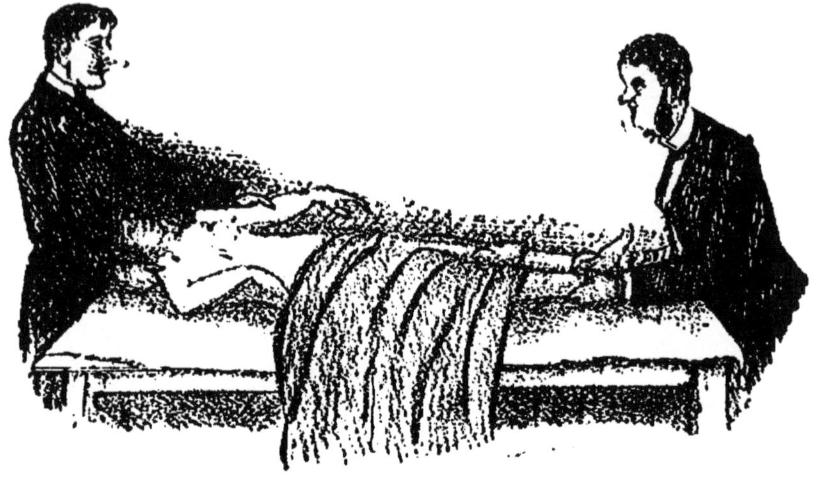

FIGURE 24.

ment à la vie, car on l'entend respirer comme un être vivant, de façon que, s'il conservait encore quelque étincelle de vie, il est impossible que celle-ci ne se rallume pas.

Si l'individu asphyxié est un enfant, on comprend qu'un aide doit le tenir fixement par les jambes, pour que le corps résiste à la traction inspiratoire ; par contre, si l'on a affaire à un individu très lourd et corpulent, les manœuvres décrites ci-dessus devront être accomplies par deux personnes, chacune d'elles embrassant des deux mains la partie supérieure du bras dans le voisinage de l'aisselle ; elles exécuteraient ensuite simultanément les mouvements nécessaires.

Tout en appliquant ces procédés, si l'on a sous la main un ballon d'oxygène, on l'emploiera avec efficacité. Pendant ces manœuvres, des aides chercheront à ramener la chaleur par des frictions. Ils placeront des briques le long du corps, aux pieds, entre les aisselles ; ils feront des frictions à l'aide de laines chaudes sur les côtés de la colonne vertébrale, ainsi que sur les membres, à la région du cœur, au creux de l'estomac, aux flancs et au ventre.

Ils brosseront doucement, mais longtemps, la plante des pieds ainsi que la paume des mains. Si, au moment où le noyé commence à respirer, il a envie de vomir, on facilitera les vomissements en chatouillant le fond de la bouche avec des barbes de plume.

Une fois le noyé revenu à lui, et dès qu'il pourra avaler, on lui administrera quelques gouttes d'eau-de-vie, d'eau de mélisse, d'eau de Cologne ; on le couchera dans un lit bassiné, la tête modérément élevée et on l'y laissera reposer une heure ou deux. On surveillera son sommeil, car il pourrait se produire de la congestion.

2. — Asphyxie par les gaz méphitiques ou autres.

1° Asphyxie par la vapeur de charbon, par les émanations des fours à chaux, des caves à vin, à bière, à cidre, — par émanations des plantes, — les gaz produits sont l'acide carbonique mélangé ou non d'oxyde de carbone.

Le malade devra être retiré le plus rapidement possible du milieu délétère et porté au grand air. On desserrera ses vêtements et au besoin on les lui enlèvera.

On le placera dans une position assise, la tête devant être toujours soutenue verticalement.

On lui jettera de l'eau froide sur la figure et sur le tronc.

On fera des frictions énergiques sur les pieds et sur les mains, et on pratiquera la respiration artificielle.

On devra continuer ce traitement pendant fort longtemps sans se décourager et même si le sujet commence à donner signe de vie.

S'il fait des efforts pour vomir, il faut les favoriser en chatouillant l'arrière-gorge avec une barbe de plume.

Dès qu'il pourra avaler on lui fera boire de l'eau de mélisse ou du cognac additionné d'un peu d'eau.

3. — Asphyxie par les fosses d'aisance, puisards, égouts et citernes.

Les gaz produits sont de l'acide sulfhydrique plus ou moins chargé de sulfhydrate d'ammoniaque, ou de l'azote. Dans ce cas, l'asphyxie est rapide, et il faut, comme précédemment, enlever promptement le malade du lieu méphitique, l'exposer au grand air et le débarrasser de ses vêtements.

Une fois ses vêtements enlevés, on le lavera avec une solution chlorurée. Quand toutes ces précautions auront été prises, on le soumettra aux procédés indiqués plus haut.

4. — Asphyxie par les gaz impropres à la respiration (caves renfermant de la drêche, air confiné ou non renouvelé).

On exposera l'asphyxié au grand air, la tête élevée. On lui fera des frictions sèches sur le corps ; on lui aspergera le visage avec de l'eau froide. On lui fera respirer de l'ammoniaque, de l'acide acétique concentré, une allumette enflammée. En résumé, on aura recours à tous les procédés indiqués plus haut.

5. — Asphyxie par le gaz d'éclairage.

On placera le malade au grand air, en ayant soin de lui tenir la tête élevée, on le déshabillera afin de ne pas entraver les manœuvres nécessaires à la pratique de la respiration artificielle, on lui fera des frictions sèches sur les membres, sur le corps, aux mains, aux pieds.

On lui fera des ablutions froides au visage, au creux de l'estomac et on se servira des procédés indiqués plus haut, respiration artificielle, etc., etc.

6. — Asphyxie par strangulation, suspension ou suffocation.

La première indication est de couper le lien qui entoure le cou sans attendre l'arrivée des autorités (préjugé qui avait cours et qui malheureusement existe encore), en ayant soin de soutenir le corps, ou d'enlever le mouchoir qui peut être serré sur la bouche et sur le nez, ou le tampon enfoncé jusque dans la gorge ; dans les cas de suffocation, on supprimera ensuite tout ce qui peut gêner la circulation, on placera le corps de façon que la tête ainsi que la poitrine soient plus élevées que le reste du corps; on le transportera dans une chambre bien aérée, ni trop chaude ni trop froide.

On fera des affusions froides sur la peau, des frictions aux extrémités pour ramener la chaleur et la circulation du sang. Pendant que les aides s'occuperont de ces soins, on pratiquera la respiration artificielle.

Il ne faut pas oublier que de la promptitude des secours dépendra le succès du traitement.

7. — Asphyxie par le froid.

Il faudra tout d'abord éviter de transporter le malade dans un lieu chaud, comme on serait porté à le faire, car il serait absolument perdu.

On commencera par transporter l'asphyxié dans un lieu où la température serait plutôt basse, on le frictionnera avec de la neige ou de l'eau froide, et, si l'on peut, on le plongera dans un bain glacé dont on élèvera au fur et à mesure la température.

Aussitôt que la vie paraîtra revenir, on essuyera le malade; on lui fera des frictions d'abord doucement, puis plus fortement. Ensuite, on le placera dans un lit dans une chambre où on aura soin de ne pas faire de feu.

Aussitôt que le malade pourra avaler on lui fera prendre un demi-verre d'eau froide dans lequel on aura mis une cuillerée à café d'eau-de-vie, d'eau de mélisse ou tout autre liquide spiritueux.

Dans ce cas, comme dans les précédents, on n'oubliera pas de pratiquer la respiration artificielle, si l'asphyxie persiste.

8. — Asphyxie par la chaleur.

L'asphyxie par la chaleur peut être déterminée soit par le séjour dans un lieu trop chaud, soit par l'action du soleil.

On transportera le malade dans un lieu frais, on le débarrassera de tout vêtement qui pourrait entraver la respiration et la circulation ; on le maintiendra dans une position droite et la tête élevée.

On placera sur la tête des compresses d'eau froide, on fera des affusions froides sur le visage, des frictions énergiques sur les membres et on appliquera des sinapismes, où, à défaut de ces derniers, on fera prendre un bain de pieds sinapisé.

Quand l'asphyxié reprendra ses sens on lui administrera de l'eau vinaigrée ou de la limonade, en ayant bien soin de proscrire le vin et toutes boissons alcooliques.

9. — Asphyxie par la foudre.

On portera le malade dans un lieu frais, au grand air, on le débarrassera immédiatement de ses vêtements, on fera des affusions froides sur le visage, on pratiquera des frictions aux extrémités, en un mot, on aura recours aux moyens employés dans les soins à donner aux noyés.

Ordonnance du Préfet de Police concernant les secours aux noyés et asphyxiés (1).

ARTICLE PREMIER. — Les nouvelles instructions sur les secours à donner aux noyés, asphyxiés et blessés, rédigées par le Conseil de salubrité du département de la Seine, seront imprimées, publiées et affichées.

ART. 2. — Lorsqu'un individu sera retiré de la rivière, il n'est pas nécessaire, comme on paraît le croire assez généralement, de lui laisser les pieds dans l'eau jusqu'à l'arrivée des agents de l'autorité. Les personnes présentes devront immédiatement s'occuper de lui administrer des secours, sans attendre l'arrivée des hommes de l'art ou des agents de l'autorité.

On devra également porter des secours immédiatement à tout individu trouvé en état d'asphyxie par strangulation (pendaison). Les personnes qui arriveront les premières sur le lieu de l'événement, devront s'empresser de détacher ou de couper le lien qui entoure le cou.

ART. 3. — Il sera alloué, à titres d'honoraires, récompense ou salaire, aux personnes qui auront repêché ou transporté un noyé, un asphyxié ou un blessé.

Savoir :

1° Pour le repêchage d'un noyé rappelé à la vie, vingt-cinq francs.

2° Pour le repêchage d'un noyé, mort ou non rappelé à la vie, quinze francs.

3° Pour le transport à l'hospice ou à son domicile, d'un noyé, asphyxié ou blessé, trois à cinq francs, suivant les distances.

---

(1) Rendue en 1872, à la suite d'un rapport rédigé par une commission composée de MM. Devergie, Guerard, Larrey, Vernois, membres du Conseil, et Auguste Voisin, directeur des secours publics.

Néanmoins, les maires des communes du ressort de la Préfecture de police pourront, lorsque le transport exigera l'emploi d'une charrette et d'un cheval, allouer au voiturier la somme qui leur paraîtra rigoureusement juste.

4° A l'homme de l'art, les honoraires déterminés par le décret de 1811 ; plus, s'il y a lieu, une indemnité qui sera calculée sur la durée et l'importance des secours.

Ces frais sont payés à la caisse de la Préfecture de police, après la réception du procès-verbal, et sur le vu des certificats séparés, qui seront délivrés aux parties intéressées.

Nous nous réservons de faire remettre une médaille de distinction à toute personne qui se ferait remarquer par son zèle et son dévouement à secourir un noyé ou un asphyxié.

ART. 4. — Il est recommandé aux chefs de poste de veiller à ce que les brancards, ustensiles et autres objets ayant servi à administrer les secours soient régulièrement remis à leur place.

Lorsqu'un médicament manquera dans la boîte, et s'il arrive qu'un appareil soit dégradé, ils sont priés d'en informer immédiatement l'administration.

Instruction du Conseil de Salubrité (1).

Cette instruction traite des soins à donner aux personnes asphyxiées par submersion ; par la vapeur du charbon ; les émanations des fours à chaux, des cuves à raisin, à bière, à cidre ; par les gaz des fosses d'aisances, des puisards, égouts et citernes ; par les gaz impropres à la respiration ; par le gaz d'éclairage ; par strangulation, suspension ou suffocation ; par le froid, la chaleur et la foudre.

____

(1) Lu et adopté dans la séance du 9 février 1872.

REMARQUES GÉNÉRALES

1° Les personnes asphyxiées ne sont souvent que dans un état de mort apparente.

2° Pour les personnes étrangères à la médecine, la mort apparente ne peut être distinguée de la mort réelle que par la putréfaction.

3° La couleur rouge, violette ou noire du visage, le froid du corps, la raideur des membres ne sont pas des signes certains de mort.

4° La rigidité des mâchoires, dans la submersion est un indice favorable du succès des secours.

5° On doit, à moins que la putréfaction ne soit évidente, administrer des secours à tout individu noyé ou asphyxié, même après un séjour prolongé dans l'eau ou dans le lieu où il a été asphyxié.

6° Les secours les plus essentiels à prodiguer aux asphyxiés peuvent leur être administrés par toute personne intelligente ; mais, pour obtenir du succès, il faut les donner, *sans se décourager*, quelquefois pendant plusieurs heures de suite.

On a des exemples d'asphyxiés par le charbon qui ont été rappelés à la vie après des tentatives qui avaient duré six heures et plus.

7° Quand il s'agit d'administrer des secours à un asphyxié, il faut éloigner toutes les personnes inutiles ; cinq ou six individus suffisent pour les donner ; un plus grand nombre ne pourrait que gêner ou nuire.

8° Le local destiné aux secours ne devra pas être chaud ; la meilleure température est de 17 degrés du thermomètre centigrade (14 degrés de celui de Réaumur).

9° Enfin, les secours doivent être administrés avec activité, mais sans précipitation et avec ordre.

ASPHYXIÉS PAR SUBMERSION

Règle à suivre par ceux qui repêchent un noyé. — 1° Dès que le noyé est retiré de l'eau, on ne doit le coucher ni sur le ventre ni sur le dos, mais sur le côté, et de préférence sur le côté droit. On incline légèrement la tête en la soutenant par le front, on écarte doucement les mâchoires, et l'on facilite ainsi la sortie de l'eau qui pourrait s'être introduite par la bouche et par les narines. On peut même, immédiatement après le repêchage du noyé, pour mieux faire sortir l'eau, placer à différentes reprises la *tête un peu plus bas que le corps, mais il ne faut pas la laisser chaque fois plus de quelques secondes dans cette position.* Par conséquent, il faut bien se garder de la pratique suivie par quelques personnes, et qui consiste à suspendre le malade par les pieds, dans l'intention de lui faire rendre l'eau qu'il pourrait avoir avalée. Cette pratique est excessivement dangereuse.

2° Après l'évacuation des mucosités, on replace le malade sur le dos et on comprime ensuite doucement et alternativement le bas-ventre de bas en haut, et les deux côtés de la poitrine, de manière à faire exercer à ses parties les mouvements qu'on exécute lorsqu'on respire.

3° Immédiatement après ces premiers soins, qui n'occuperont que quelques instants, le noyé doit être enveloppé, suivant la rigueur de la saison, de couvertures, ou à défaut de couvertures, de foin ou de paille, et transporté au poste de secours, promptement et sans secousses.

Pendant ce transport, la tête et la poitrine seront placées et maintenues dans une position un peu plus élevée que le reste du corps, la tête restera libre et le visage découvert.

En même temps on fera prévenir un médecin.

Soins à donner lorsque le noyé est arrivé au dépôt des secours médicaux. — 1° Aussitôt après l'arrivée du noyé, on lui ôtera ses vêtements le plus promptement possible.

en commençant toujours par ceux du cou. Il sera essuyé, posé sur une paillasse ou un matelas, enveloppé d'une couverture de laine et revêtu, si la température est basse, d'un peignoir également de laine.

2° On couchera encore, une ou deux fois, le corps sur le côté droit, on fera légèrement pencher la tête en la soutenant par le front, pour faire rendre l'eau. Cette opération, comme il a été dit, ne devra durer que quelques secondes chaque fois. Il est inutile de la répéter s'il ne sort pas d'eau, de mucosités ou d'écume.

3° Si les mâchoires sont serrées, il convient de les écarter légèrement et sans violence, en employant le *petit levier en buis.*

Dans le cas où les mucosités ou glaires ne s'écouleraient qu'avec peine, on en faciliterait la sortie à l'aide du doigt, des barbes d'une plume, ou d'un bâtonnet couvert de linge.

Le *spéculum laryngien* peut être utilement employé à cet effet. Il faut toujours veiller à ce que la langue ne se renverse pas en arrière et la maintenir hors de la bouche.

L'aspiration de bouche à bouche ou tout au moins à l'aide d'une pompe munie d'une embouchure, a été plusieurs fois suivie de succès.

4° On cherchera à provoquer la respiration par la méthode suivante due à Sylvester.

Etendre le patient sur une surface autant que possible légèrement inclinée et à la hauteur d'une table ; faire saillir un peu la poitrine en avant au moyen d'un coussin ou de vêtements roulés ; se placer à la tête du patient, lui saisir les bras à la hauteur des coudes, les tirer vers soi doucement, en les écartant l'un de l'autre, les tenir étendus en haut pendant deux secondes, puis les ramener le long du tronc en comprimant latéralement la poitrine en même temps qu'une autre personne la pressera d'avant en arrière (1).

____

(1) On peut même, à de longs intervalles, imprimer des secousses brusques à la poitrine, avec les mains largement étendues

Par l'élévation des bras, on fait entrer dans la poitrine le plus d'air possible et on l'en fait sortir par leur abaissement et par la pression. Cette double manœuvre a pour but d'imiter les deux mouvements de la respiration.

On répétera cette manœuvre alternativement quinze fois environ par minute et jusqu'à ce qu'on aperçoive un effort du patient pour respirer.

5° Aussitôt que la respiration tend à se rétablir, il faut cesser de donner au noyé les soins qui viennent d'être indiqués et s'occuper des moyens de le réchauffer.

6° On remplira d'eau bien chaude la bassinoire et on la promènera, par dessus le peignoir en laine, sur la poitrine, sur le bas-ventre, le long de l'épine du dos, en l'arrêtant plus longtemps au creux de l'estomac et aux plis des aisselles; on l'appliquera également à la plante des pieds (1).

7° Les moyens indiqués ci-dessus doivent être employés en ayant soin de se régler sur la température extérieure; il faut veiller à ce que le corps du noyé ne soit pas exposé à une chaleur supérieure à 35° C. Quoique l'eau de la bassinoire soit à une température plus élevée, cette chaleur, dont l'action ne s'exerce qu'au travers d'une couverture ou d'un peignoir de laine, ne peut avoir aucun inconvénient.

8° A ces divers moyens qui ont pour but de réchauffer le noyé et de rétablir la respiration, on ajoutera, pour développer progressivement la chaleur, des frictions assez fortes, à l'aide de frottoirs en laine chauds, sur les côtes de l'épine du dos, ainsi que sur les membres.

Ces frictions seront faites avec ménagement à la région du cœur, au creux de l'estomac, aux flancs et au ventre.

sur les côtes de cette cavité. Mais ce moyen ne peut être mis en pratique que par une personne habituée à l'administration des secours.

(1) Les médecins qui sont appelés à donner des secours pourront faire usage du marteau de Mayor. Son application, faite cinq ou six fois au niveau des dernières côtes, ne devra durer que quelques secondes.

On brossera doucement, mais longtemps, la plante des pieds, ainsi que la paume des mains.

Si l'on s'aperçoit que le noyé fait des efforts pour respirer, il faut discontinuer, pendant quelque temps, toute manœuvre qui pourrait comprimer la poitrine ou le bas-ventre et contrarier leurs mouvements, mais, dans ce cas, il serait utile de passer rapidement et à plusieurs reprises, le flacon d'ammoniaque sous le nez.

9° Si, pendant les efforts plus ou moins pénibles que fait le noyé pour respirer, on voit qu'il a des envies de vomir, il faut provoquer le vomissement en chatouillant le fond de la bouche avec les barbes d'une plume.

10° Il ne faut pas donner de boisson à un noyé avant qu'il ait repris ses sens et qu'il puisse facilement avaler. Cependant on peut, en vue de le ranimer, lui introduire dans la bouche quelques gouttes d'eau-de-vie ordinaire, d'eau de mélisse ou d'eau de Cologne, et, à défaut de ces spiritueux, de l'eau-de-vie camphrée qui se trouve dans les appareils.

11° Si le ventre est tendu, on donne un demi-lavement d'eau tiède, dans lequel on fait fondre une forte cuillerée à bouche de sel commun.

12° Après une demi-heure d'administration assidue, mais inutile, des soins indiqués plus haut, on pourra recourir, sous la direction d'un médecin, à l'insufflation de la fumée de tabac par l'anus (1).

---

(1) *Manière de pratiquer l'insufflation.* — L'appareil qui sert à cet usage se nomme *appareil fumigatoire.* Pour le mettre en jeu, on humecte du tabac à fumer, on en charge le fourneau de l'appareil, et on l'allume avec un morceau d'amadou ou avec un charbon ; ensuite, on adapte le soufflet à la machine ; quand on voit la fumée sortir abondamment par le bec du chapiteau, on ajoute la canule que l'on introduit dans l'anus et on fait mouvoir le soufflet avec précaution.

A défaut de l'appareil fumigatoire, on pourrait se servir de deux pipes ; on en charge une que l'on allume et dont on introduit le tuyau dans l'anus du noyé en guise de canule ; on souffle

13° Quand le noyé est revenu à la vie, il faut le coucher dans un lit bassiné et l'y laisser reposer une heure ou deux. A défaut de lit, on portera le noyé à l'hôpital en prenant les précautions convenables pour le soustraire à l'action du froid.

Si pendant le sommeil la face du malade, de pâle qu'elle était, se colore fortement, et si, après avoir été éveillé, il retombe aussitôt dans un état de sommolence, on lui appliquera des sinapismes *en feuille* ou *en pâte* entre les épaules, ainsi qu'à l'intérieur des cuisses et aux mollets; on lui posera en même temps six ou huit sang-sues derrière chaque oreille.

Il est entendu que l'on aura recours à ces moyens qu'en l'absence du médecin (1).

ASPHYXIÉS PAR LES GAZ MÉPHITIQUES OU AUTRES

I. — *Asphyxiés par la vapeur du charbon, par les émanations des fours à chaux, des cuves à vin, à bière, à cidre. Les gaz produits sont de l'acide carbonique mélangé ou non d'oxyde de carbone.* — Le traitement qui convient dans ces circonstances est le suivant :

1° Le malade doit être retiré le plus tôt possible du lieu méphitisé, exposé au grand air et débarrassé de ses vêtements.

---

par le tuyau de l'autre, qui est appliquée sur la première, fourneau contre fourneau.

Chaque injection de fumée devra durer une ou deux minutes au plus, et, dans aucun cas, elle ne devra être prolongée, au point de provoquer le gonflement du ventre.

(1) Après chaque opération qui pourra être répétée plusieurs fois de quart d'heure en quart d'heure, on exercera, à plusieurs reprises, une légère pression sur le bas-ventre, de haut en bas, et, avant de procéder à une nouvelle fumigation, on introduira dans l'anus une canule fixée à seringue ordinaire, vide, dont on tirera le piston vers soi, de manière à enlever l'air ou la fumée qui pourraient se trouver en excès dans les intestins.

2° Il doit être assis dans un fauteuil ou sur une chaise et maintenu dans cette position, en lui soutenant la tête verticalement. On lui jettera alors, avec force, de l'eau froide par potée sur le corps et le visage ; cette opération doit être continuée longtemps.

3° Si l'asphyxié commence à donner quelques signes de vie, il ne faut pas discontinuer les affusions d'eau froide ; seulement on évitera de lui jeter de l'eau principalement sur la bouche, pendant qu'il fait des efforts d'inspiration.

4° S'il fait des efforts pour vomir, il faut les favoriser en chatouillant l'arrière-bouche avec les barbes d'une plume.

5° Dès que l'asphyxié pourra avaler, on devra lui faire boire de l'eau de mélisse ou de l'eau-de-vie additionnée d'un peu d'eau.

6° Lorsque la respiration sera rétablie, il faudra, après avoir bien essuyé le malade, le coucher dans un lit bassiné, la tête maintenue élevée, et lui administrer un lavement avec de l'eau tiède dans laquelle on aura fait fondre gros comme une noix de savon ou mis deux cuillerées à bouche de vinaigre.

II. — *Asphyxiés par fosses d'aisances, puisards, égouts et citernes (les gaz produits sont de l'acide sulfhydrique plus ou moins chargé de sulfhydrate d'ammoniaque ou de l'azote (1).*

1° Le malade devra être retiré le plus tôt possible du

---

(1) Il existe des appareils qui permettent de pénétrer et de séjourner pendant un certain temps dans des milieux méphitisés.

Chaque poste central de secours dépendant de la Préfecture de police renferme un de ces appareils, qui doit être mis, dans l'occasion, à la disposition des sauveteurs.

Lorsque l'agent méphitique est de l'*acide sulfhydrique* ou du *sulfhydrate d'ammoniaque*, comme cela a lieu dans les fosses d'aisances, on se sert avec avantage d'un *sachet* contenant une certaine quantité de chlorure de chaux humecté d'eau et placé au devant de la bouche.

lieu méphitisé, exposé au grand air et débarrassé de ses vêtements.

2° Aussitôt que l'asphyxié aura été ramené à l'air libre, on procédera à la désinfection de ses vêtements. A cet effet, on les arrosera largement d'eau chlorurée (1).

3° On déshabillera ensuite le malade et on le lavera rapidement avec la même solution chlorurée.

Dès qu'il est déshabillé et lavé, on le soumet aux différentes pratiques indiquées plus haut pour le rétablissement de la respiration chez les noyés.

4° Dès que les indices de respiration apparaissent, on place sous le nez du malade du chlorure de chaux humecté d'eau et additionné de quelques gouttes de vinaigre.

5° S'il fait quelques efforts pour vomir, il faut les favoriser en chatouillant l'arrière-gorge avec les barbes d'une plume.

Le reste des soins, comme dans les autres asphyxies.

III. — *Asphyxiés par les gaz impropres à la respiration (caves renfermant de la drêche, air confiné ou non renouvelé).* Il suffit, en général, d'exposer le malade au grand air, d'enlever tout bien autour du cou et de chercher à rétablir la respiration par les moyens indiqués plus haut pour les noyés.

IV. — *Asphyxiés par le gaz d'éclairage.* — Le traitement qui convient est celui qui a été indiqué pour les malades asphyxiés par la vapeur du charbon.

On placera le malade au grand air et on usera des moyens les mieux appropriés pour ramener chez lui la respiration, ainsi que cela est dit plus haut.

---

(1) On peut faire usage du chlorure de chaux sec (une cuillerée comble, délayée dans un litre d'eau).

ASPHYXIÉS PAR STRANGULATION, SUSPENSION
OU SUFFOCATION

1° Il faut tout d'abord détacher ou plutôt, afin d'aller plus vite, couper le lien qui entoure le cou et, s'il y a pendaison, descendre le corps en le soutenant, de manière qu'il n'éprouve aucune secousse. *Tout cela doit être fait sans délai et sans attendre l'arrivée de la police.*

On enlèvera ensuite ou on desserrera les jarretières, la cravate, la ceinture du pantalon, les cordons des jupes, le corset, en un mot toute pièce de vêtement qui pourrait gêner la circulation.

2° On placera le corps, sans lui faire éprouver de secousses, selon que les circonstances le permettront, sur un lit, sur un matelas, sur de la paille, etc., de manière cependant qu'il y soit commodément et que la tête ainsi que la poitrine soient plus élevées que le reste du corps.

3° Si le malade est porté dans une chambre, celle-ci ne doit être ni trop chaude ni trop froide, et il faut veiller à ce qu'elle soit convenablement aérée.

4° Il est indispensable d'appeler d'urgence un homme de l'art, parce que la question de savoir s'il y a lieu de pratiquer une saignée reposant en grande partie sur des connaissances anatomiques et sur l'examen de la corde et du lien, il n'y a que le médecin qui puisse bien apprécier ces sortes de cas et ordonner ce qui convient.

5° Lorsque, après l'enlèvement du lien, les veines du cou restent gonflées, la face rouge tirant sur le violet, si l'homme de l'art tarde d'arriver, on peut mettre derrière chaque oreille, ainsi qu'à chaque tempe, six à huit sangsues.

6° Si la suspension ou la strangulation a eu lieu depuis peu de minutes, il suffit quelquefois, pour rappeler le malade à la vie, d'appliquer sur le front et sur la tête des linges trempés dans l'eau froide et de faire en même temps des frictions aux extrémités inférieures.

Dans tous les cas, et dès le commencement. il faut exercer sur la poitrine et le bas-ventre des pressions intermittentes, comme pour les noyés, afin de provoquer les mouvements de la respiration.

On ne négligera pas non plus de frictionner l'asphyxié avec des flanelles ou des brosses, surtout à la plante des pieds et dans le creux des mains.

7° Dès qu'il peut avaler, on lui fera prendre par petites quantités de l'eau tiède additionnée d'un peu d'eau de mélisse, de Cologne, de vin ou d'eau-de-vie.

8° Si, après avoir été complètement rappelé à la vie, le malade éprouve de la stupeur, des étourdissements, des applications d'eau froide sur la tête deviennent utiles.

9° En général, l'asphyxié par suspension, strangulation ou suffocation, doit être traité, après le rétablissement de la vie, avec les mêmes précautions que dans les autres espèces d'asphyxie.

ASPHYXIÉS PAR LE FROID

1° On portera l'asphyxié, le plus promptement possible. de l'endroit où il a été trouvé au lieu où il devra recevoir des secours ; pendant ce trajet, on enveloppera le corps de couvertures, de paille ou de foin, en laissant la face libre. On évitera aussi d'imprimer au corps et surtout aux membres. des mouvements brusques.

2° Dans l'asphyxie par le froid, il est de la plus haute importance de ne rétablir la chaleur que lentement et par degrés. Un asphyxié par le froid qu'on approcherait près du feu, ou que. dès le commencement des secours, on ferait séjourner dans un lieu trop chauffé, serait irrévocablement perdu. Il faut, en conséquence. le porter dans une chambre sans feu, et là, lui administrer les premiers secours que réclame sa position (1).

---

(1) Dans quelques localités on a l'habitude de mettre les asphyxiés par le froid dans les tas de fumier ; cette pratique est extrê-

3º Si l'asphyxie a lieu par un froid de plusieurs degrés au-dessous de zéro, on déshabillera le malade dont on couvrira le corps, y compris les membres, de linges trempés dans l'eau à laquelle on aura ajouté des glaçons concassés.

Il y aurait même avantage à le plonger dans une baignoire contenant assez d'eau additionnée de glace, pour que le tronc et les membres fussent couverts.

Enfin, il y a utilité à pratiquer des frictions avec de l'eau glacée, et mieux encore avec de la neige.

4º Lorsque le malade commence à se réchauffer, ou lorsqu'il se manifeste des signes de vie, on l'essuie avec soin, et on le place dans un lit, en s'abstenant toutefois d'allumer du feu dans la pièce où est le lit, tant que le corps n'a pas recouvré sa chaleur naturelle.

5º Aussitôt que le malade peut avaler, on peut lui faire prendre un demi-verre d'eau froide, dans lequel on aura mis une cuillerée à café d'eau de mélisse, d'eau de Cologne, ou de tout autre liquide spiritueux.

6º Dans le cas où l'asphyxié aurait de la propension à l'assoupissement, on lui administrerait des lavements irritants, soit avec de l'eau salée (1), soit avec de l'eau de savon.

Il est inutile de faire observer que, de toutes les asphyxies, l'asphyxie par le froid est celle qui laisse, selon l'expérience des pays septentrionaux, le plus de chance de succès, même après plusieurs heures de mort apparente.

Mais, d'un autre côté, cette asphyxie exige aussi, plus que toute autre, une grande précision dans l'emploi des moyens destinés à la combattre, et notamment, dans le réchauffement lent et progressif du malade.

---

mement dangereuse, sous le double rapport de la chaleur produite et de l'acide carbonique dégagé sous l'influence de la fermentation du fumier.

(1) Une cuillerée de sel dans un demi-lavement.

ASPHYXIÉS PAR LA CHALEUR

1° Si l'asphyxie a lieu par l'effet du séjour dans un lieu trop chaud, il faut transporter l'asphyxié dans un lieu plus frais et lui enlever, sans délai, tout vêtement qui pourrait gêner la respiration et la circulation.

2° Dans toute asphyxie par la chaleur, la première chose à faire est de débarrasser le cerveau en tirant du sang. S'il n'y a pas de médecin pour pratiquer une saignée et si quelqu'un des assistants est apte à le faire, il ne devra pas hésiter un seul instant, principalement dans les contrées et les saisons chaudes.

3° Les sinapismes en pâte ou en feuilles seront très utilement appliqués aux extrémités inférieures.

4° Dès que le malade peut avaler, il faut lui faire boire par petites gorgées, de l'eau fraîche, acidulée avec du vinaigre ou du jus de citron et lui donner des lavements d'eau vinaigrée, mais un peu plus chargée en vinaigre que l'eau destinée à être bue.

Chez les asphyxiés par la chaleur, les boissons aromatiques ou vineuses sont toujours nuisibles.

5° En cas de persistance des accidents, et si aucun des assistants n'est apte à pratiquer une saignée, on peut, sans attendre l'arrivée du médecin, appliquer huit à dix sangsues derrière chaque oreille, ou quinze à vingt à l'anus.

6° Si l'asphyxie a été déterminée par l'action du soleil, comme cela arrive surtout aux moissonneurs et aux militaires, le traitement est le même ; mais il faut, dans ce cas, faire des applications d'eau froide sur la tête ; il est à noter que c'est surtout dans ces circonstances que la saignée est efficace.

7° Pendant l'administration des secours, le malade doit être maintenu dans une position droite et la tête levée.

ASPHYXIÉS PAR LA FOUDRE

Si une personne a été asphyxiée par la foudre, il faut immédiatement la porter au grand air, la débarrasser sans délai de ses vêtements, faire des affusions d'eau froide, comme dans les cas d'asphyxie par les gaz méphitiques, pratiquer des frictions aux extrémités et chercher à rétablir la respiration par des pressions alternatives de la poitrine et du bas-ventre, et par les autres moyens employés dans les soins à donner aux noyés.

Composition de la caisse de secours dits fumigatoires, pour noyés et asphyxiés.

1. Une paire ciseaux mousses, 16 centimètres de long
2. Un peignoir, laine blanc.
3. Un bonnet, laine blanc.
4. Un levier ouvre-bouche, buis.
5. Un caléfacteur cuivre rouge (sans bidon à alcool).
6. Deux frottoirs de laine, blancs.
7. Deux brosses, avec poignées.
8. Une bassinoire, cuivre rouge.
9. Un appareil fumigatoire, cuivre étamé.
10. Un soufflet.
11. Un tube avec canule fumigatoire.
12. Une boîte fer-blanc pour tabac à fumer.
13. Une seringue à lavement, étain, avec canule à vis, bâton en bois, piston filasse.
14. Une aiguille à dégorger les canules.
15. Deux plumes d'oie pour chatouiller la gorge.
16. Une cuiller en fer étamé.
17. Un gobelet en étain.
18. Un biberon en étain.
19. Un flacon carré bouché à l'émeri, avec 180 grammes alcool camphré.
20. Une petite boîte ronde fer-blanc, contenant 5 paquets d'émétique de 5 centigrammes chacun.
21. Un flacon à large ouverture, contenant 100 grammes de sel marin.
22. Un flacon bouché à l'émeri, contenant 100 grammes de vinaigre.
23. Un flacon bouché à l'émeri, contenant 100 grammes d'éther sulfurique.
24. Un flacon bouché à l'émeri, contenant de l'eau de mélisse spiritueuse.
25. Un flacon bouché à l'émeri, contenant 100 gr. d'ammoniaque.
26. Un flacon rond bouché à l'émeri, contenant de l'esprit de vin.

27. 500 grammes bandes à pan-
    sement ordinaires.
28. 500 grammes compresses.
29. 250 grammes charpie ordi-
    naire.
30. Un rouleau taffetas d'An-
    gleterre.
31. Une palette à saigner.
32. Un briquet avec allumettes,
    pierre à fusil et amadou.
33. Un sachet contenant du
    poivre et du camphre, pour
    conserver les effets.
34. Un marteau de Mayor à
    trois têtes.
35. Un spéculum de Labordette
    glace fixe, maillechort.
36. Une éponge montée sur une
    longue baleine droite.
37. Boîte chêne avec poignées
    et serrure.

PROPHYLAXIE
DES MALADIES CONTAGIEUSES

PRÉCAUTIONS A PRENDRE CONCERNANT LA VARIOLE

Mesures de désinfection.

Le meilleur mode de désinfection des objets qui ont été en contact avec un varioleux consisterait à les maintenir dans une étuve à 115° environ, pendant quelques heures. Si cette mesure ne peut être prise, on procédera comme il est dit ci-après :

Tous les linges seront submergés dans de l'eau additionnée soit de chlorure de zinc, soit de sulfate de cuivre, soit de sulfate de zinc.

Dès que la chambre aura été évacuée, on allumera du feu dans la cheminée et on y brûlera tous les papiers, vieux linges, mauvais vêtements et autres objets de peu de valeur ayant pu être souillés ; puis, on fermera cheminée, fenêtres et autres ouvertures. Au milieu de la chambre encore pourvue des meubles, des matelas et de la literie, on déposera sur un lit de sable une terrine contenant quelques charbons allumés, sur lesquels on mettra une quantité de fleur de soufre proportionnelle à la capacité de la pièce (30 grammes par mètre cube). La porte sera alors fermée.

La chambre restera ainsi hermétiquement close vingt-quatre heures, puis elle sera largement aérée par l'ouverture des fenêtres, et elle ne pourra être habitée de nouveau que quelques jours après sa désinfection.

Les balayures et les papiers de tenture qui auraient été arrachés seront détruits par le feu et non jetés aux ordures.

Transport des malades à l'hôpital :

Le transport des malades à l'hôpital ne devra être fait que dans les voitures spéciales que la Préfecture de police met gratuitement à la disposition du public. Pour obtenir l'envoi à domicile d'une de ces voitures, il suffit de remettre, soit au commissaire de police du quartier, soit au poste central de police de l'arrondissement, un certificat médical constatant la nature de la maladie, et d'indiquer le nom et la demeure du malade à transporter. Le transport peut se faire à toute heure de jour et de nuit.

PRÉCAUTIONS A PRENDRE CONTRE LA ROUGEOLE

Mesures prophylactiques.

Les habitants de la maison contaminée par la variole et, autant que possible, même les habitants voisins, sont invités à se faire vacciner ou revacciner, s'il y a plus de dix ans qu'ils ont été soumis à la vaccination. Cette opération ne présente aucun danger même en temps d'épidémie.

La rougeole est une maladie essentiellement contagieuse.

Elle l'est surtout dans les quelques jours qui précèdent l'éruption, alors que l'enfant a les yeux rouges et larmoyants, qu'il tousse et est enchifrené. Ce fait explique la facilité avec laquelle la rougeole se propage dans les agglomérations d'enfants.

On ne connaît jusqu'à ce jour aucun moyen de prévenir sûrement la rougeole.

C'est une erreur de croire qu'elle est salutaire et toujours bénigne.

Mesures de préservation.

1° Le seule mode de préservation efficace est l'isolement complet des enfants malades, ou ce qui est préférable, l'éloignement des enfants bien portants.

Cet éloignement est indispensable pour les enfants de moins de cinq ans, parce que chez eux la maladie est plus grave. Il devra durer trois semaines depuis la constatation de l'éruption.

2° Avant de laisser rentrer les enfants bien portants on devra désinfecter la chambre du malade.

A cet effet, après avoir fermé toutes les ouvertures, on placera sur un lit de sable de la fleur de soufre (20 grammes par mètre cube). On versera dessus une petite quantité d'alcool que l'on enflammera avant de sortir de la chambre.

Les matelas seront ouverts et laissés dans la chambre pendant la fumigation.

Les vêtements, linges, drap et couvertures ayant servi aux malades seront désinfectés à l'aide d'une solution contenant par litre d'eau 50 grammes de chlorure de zinc ou de sulfate de cuivre.

3° Avant d'envoyer à l'école les enfants qui ont eu la rougeole, il faudra laisser écouler un intervalle de trois semaines à partir du début de l'éruption ; mais il sera nécessaire de leur faire prendre auparavant un bain savonneux, ce qui ne peut avoir lieu que si le catarrhe bronchique a tout à fait disparu.

Pour le transport des malades à l'hôpital, procéder comme pour l'affection précédente.

PRÉCAUTIONS A PRENDRE CONTRE LA DIPHTÉRIE

La diphtérie est une affection éminemment contagieuse.

Toute relation des enfants avec des diphtériques doit être évitée.

On ne connaît jusqu'à ce jour aucun médicament qui préserve sûrement de la diphtérie.

Il est très important de surveiller attentivement le début de tout mal de gorge.

Il importe, surtout en temps d'épidémie, de nourrir les enfants aussi bien que possible, et de ne pas les soumettre à l'action prolongée du froid humide.

Conduite à tenir quand un cas de diphtérie se déclare dans une famille. — 1° Il est indispensable d'éloigner immédiatement toute personne qui ne concourt pas au traitement du malade et surtout les enfants.

2° Les personnes qui soignent le malade éviteront de l'embrasser, de respirer son haleine, et de se tenir en face de sa bouche pendant les quintes de toux.

Si ces personnes ont des crevasses ou de petites plaies, soit aux mains, soit au visage, elles auront soin de les recouvrir de collodion.

Elles se nourriront bien et devront sortir plusieurs fois dans la journée au grand air. Elles prendront la précaution de se laver préalablement le visage et les mains avec de l'eau renfermant, par litre, 10 grammes d'acide borique ou 1 gramme d'acide thymique.

Enfin, elles éviteront de séjourner nuit et jour dans la chambre du malade.

3° A Paris, les familles qui désirent faire soigner leurs enfants à l'hôpital s'adresseront le plus tôt possible au poste central de police de leur arrondissement ou au commissariat de police de leur quartier, et il sera mis gratuitement à leur disposition, sur le vu d'un certificat de médecin, une voiture pour le transport.

Mesures de désinfection. — 1° Les matières rendues à la suite de quintes de toux ou de vomissements seront désinfectées, à l'aide d'une solution contenant, par litre d'eau, 50 grammes de chlorure de zinc ou de sulfate de cuivre.

Les linges, vêtements, etc., souillés par le malade, seront immédiatement lavés avec une de ces solutions, puis plongés dans l'eau maintenue bouillante pendant une heure au moins.

Les cuillers, tasses, verres, etc., ayant servi au malade, devront, aussitôt après, être plongés dans l'eau bouillante.

2° Quelle que soit l'issue de la maladie, la désinfection de la chambre est indispensable. On fera des fumigations de la manière suivante :

Après avoir fermé toutes les ouvertures, on placera sur un lit de sable une terrine contenant des charbons ardents, sur lesquels on mettra une quantité de soufre concassé, proportionnelle à la capacité de la pièce (20 gr. par mètre cube).

La chambre restera close pendant vingt-quatre heures, puis sera largement aérée.

Les vêtements, linges, draps et couvertures ayant servi au malade seront désinfectés, avant d'être envoyés à la lessive, avec une des solutions indiquées précédemment.

Les matelas seront ouverts et laissés dans la chambre, pendant la fumigation.

PRÉCAUTIONS A PRENDRE CONTRE LA FIÈVRE TYPHOÏDE

Lorsqu'un malade est reconnu atteint de fièvre typhoïde, il convient de prendre les mesures hygiéniques suivantes :

1° *Isolement.* — Le malade doit être isolé, autant que possible, des autres habitants de la maison.

Si le local ne permet pas un isolement suffisant, il est préférable de transporter le malade à l'hôpital.

Si le malade reste dans son domicile, les personnes nécessaires pour lui donner des soins doivent seules pénétrer dans sa chambre, dont l'entrée est très sévèrement interdite aux enfants et aux jeunes gens.

Les personnes soignant le malade feront bien de se laver les mains à l'eau phéniquée (10 grammes par litre d'eau).

2° *Aération de la chambre.* — La chambre doit être facile à aérer. Les tentures, rideaux et tapis doivent en être retirés. Le lit doit, autant que possible, être placé au milieu de la chambre.

3° *Désinfection des déjections.* — Toutes les déjections du malade, avant d'être portées de la chambre aux latrines, doivent être désinfectées au fur et à mesure, par une solution de chlorure de zinc (50 grammes par litre d'eau).

Cette solution sera également employée à laver largement les latrines, chaque fois que des déjections y seront jetées.

4° *Désinfection des vêtements.* — Tous les vêtements de corps, tous les linges de literie ayant servi au malade doivent, avant leur enlèvement de la chambre, être plongés dans une solution d'acide phénique (20 grammes par litre d'eau) ; ils seront immédiatement donnés au blanchissage.

5° *Assainissement de la chambre.* — Lors du départ ou de la guérison du malade, on placera dans la chambre, sur un lit de sable, une terrine contenant quelques charbons allumés, sur lesquels on mettra une quantité de soufre concassé, proportionnelle à la capacité de la pièce : (20 grammes par mètre cube). La chambre restera fermée vingt-quatre heures.

Passé ce délai, les objets de literie et vêtements contenus dans cette chambre devront être nettoyés avec le plus grand soin.

La chambre sera lavée ou lessivée à l'eau phéniquée (20 grammes par litre d'eau).

La chambre ne sera réhabitée qu'après avoir été aérée pendant au moins une semaine.

PRÉCAUTIONS A PRENDRE CONTRE LA COQUELUCHE

La coqueluche est très grave pour les enfants de moins de deux ans ou affaiblis par n'importe quelle cause.

Cette maladie est contagieuse.

Mesures de préservation. — Il convient d'isoler les enfants atteints de coqueluche.

On devra toujours procéder à la désinfection de la chambre du malade.

A cet effet, après avoir fermé toutes les ouvertures, on placera sur un lit de sable une quantité de fleur de soufre proportionnelle à la capacité de la pièce (20 grammes par mètre cube). On versera sur ce soufre une petite quantité d'alcool que l'on enflammera avant de sortir de la chambre.

Les matelas seront ouverts et laissés dans la chambre pendant la fumigation.

Les vêtements, linges, draps et couvertures ayant servi au malade seront désinfectés à l'aide d'une solution contenant, par litre d'eau, 50 grammes de chlorure de zinc ou de sulfate de cuivre.

Nota. — Nous rappelons, qu'à Paris, les familles qui désirent faire soigner leurs enfants à l'hôpital doivent, — dans l'intérêt du malade et pour éviter toute propagation de la maladie par les voitures publiques, — s'adresser au poste central de police de leur arrondissement ou au commissariat de police de leur quartier; il sera mis gratuitement à leur disposition, sur le vu d'un certificat de médecin, une voiture pour le transport.

On n'aura également qu'à s'adresser au commissariat de police pour obtenir l'envoi gratuit d'une brigade de désinfecteurs spéciaux.

Transports dans les hôpitaux des malades atteints d'affections contagieuses et désinfection des locaux contaminés.

La Préfecture de police met gratuitement à la disposition du public des voitures pour le transport dans les hôpitaux des malades atteints d'affections contagieuses (variole, scarlatine, diphtérie, rougeole, fièvre typhoïde, etc.), le nombre de ces voitures varie suivant les besoins.

Je crois utile de rappeler au public l'existence de ce service.

D'autre part, mon administration, en vue d'assurer la désinfection des locaux occupés par les malades, adresse chaque jour au commissaire de police, par télégramme, la liste des cas de maladies contagieuses qui ont été suivis, soit d'un transport à l'hôpital, soit d'un décès dans leurs quartiers respectifs. Au reçu de ces dépêches, les commissaires de police font porter chez les intéressés des exemplaires de l'instruction du Conseil d'hygiène et de salubrité, indiquant les mesures à prendre pour enrayer la propagation du mal; feront remettre également les désinfectants nécessaires : des flacons de chlorure de zinc et du soufre.

Le personnel de *désinfecteurs*, créé il y a cinq ans, est toujours prêt à partir au premier appel. Un certain nombre d'entre vous les fait intervenir de temps en temps, sur la demande des familles, mais il semble que l'on se prive trop de leurs services.

Dans ces conditions, M. le ministre de l'Intérieur estime qu'il conviendrait de modifier le mode actuel de procéder. A l'avenir, les commissaires de police offriront aux intéressés, avant de leur remettre les désinfectants ci-dessus indiqués, de faire procéder à la désinfection de leur logement, par les soins des agents spéciaux de la Préfecture de police.

La désinfection, au moyen de l'acide sulfureux résultant de la combustion du soufre, pourrait être faite d'une façon insuffisante par des personnes non habituées à ce genre de travail ; par conséquent, il y a avantage à demander l'aide des désinfecteurs, ce service est fait gratuitement. Si la famille accepte, il me sera adressé immédiatement une dépêche mentionnant le nom et l'adresse de la personne chez qui la désinfection doit être faite, et le nombre de pièces à désinfecter. Le commissaire de police informera alors de l'heure de l'opération pour qu'il puisse se trouver sur place à l'arrivée des désinfecteurs ; ci-joint le texte de l'instruction qui leur a été remise en 1884, et à laquelle ils doivent se conformer.

Comme par le passé, pendant que la pièce restera soumise aux fumigations (48 heures), le commissaire de police placera les habitants du logement, s'il s'agit d'indigents ou de personnes ne disposant pas de plusieurs chambres, dans un hôtel du voisinage, et fera parvenir un bon de remboursement de la somme que vous aurez avancée à cet effet.

Après chaque désinfection opérée par les soins des agents spéciaux, il me sera adressé un rapport sur l'opération.

Si la désinfection avait été faite par les intéressés eux-mêmes, le télégramme qui aura été transmis au commissaire de police me sera retourné avec la mention de la nature des désinfectants employés.

Le Préfet de Police,
H. LOZÉ.

27 mai 1889.

Instruction pour les escouades de désinfecteurs.

L'escouade appelée à aller désinfecter une chambre qui a été occupée par un malade, doit partir immédiatement et emporter les objets suivants :

1° Des plaques de tôle $0^m,60$ sur $0^m,60$, des fourneaux de terre ou des briques ;

2° Du sable en sac ;

3° De la fleur de soufre, par paquets de 500 grammes ;
4° De l'alcool méthylique (flacon de 200 grammes) ;
5° Des allumettes et des allume-feux ;
6° Un mètre ;
7° Une échelle de deux mètres environ ;
8° Un pot à colle, un pinceau et du papier de collage, par exemple des vieux journaux ;
9° Des flacons de chlorure de zinc.

Arrivé dans la chambre, il faut d'abord *cuber la pièce*. A cet effet, mesurer la hauteur, la longueur et la largeur, multiplier le premier nombre par le second et le produit par le troisième. Cette mesure a pour but de savoir quelle quantité de soufre doit être brûlée dans la pièce. Il en sera brûlé 20 grammes, au moins, par mètre cube. Une pièce de 25 mètres cubes exigerait un paquet de 500 grammes.

On doit ensuite :

Étendre à terre ou sur des tables, tous les objets ayant été en contact avec le malade.

Calfeutrer la cheminée, les fenêtres et les portes intérieures, en y collant du papier ;

Et disposer sur la plaque de tôle placée au milieu de la chambre le fourneau ou les briques, en prenant toutes les précautions possibles pour éviter les causes d'incendie ; on aura soin d'en écarter les papiers et les étoffes.

A défaut de fourneau, on formera au moyen de briques et de sable une sorte de cuvette peu profonde, de $0^m,30$ sur $0^m,30$ environ, dans laquelle on versera la quantité de soufre nécessaire, sur ce soufre on répandra de l'alcool de façon à en humecter la surface ; on y jettera quelques allume-feux et on allumera.

Avec un fourneau, l'allumage est analogue.

On fermera la porte dès l'allumage ; on la calfeutrera hermétiquement au dehors, et on donnera la clef au concierge en lui recommandant de ne pas s'en dessaisir.

Avant de se retirer, il conviendra de verser dans les plombs et dans les cabinets d'aisance une solution de

500 grammes de chlorure de zinc, mélangée à 10 litres d'eau.

Le lendemain, retourner dans le local, ouvrir les portes, la cheminée et les fenêtres, jeter de nouveau dans les plombs et dans les cabinets d'aisance une solution de 500 grammes de chlorure de zinc, mélangée à 10 litres d'eau, et rapporter les objets au dépôt.

Paris, le 26 juillet 1884.

Désinfection des objets et des logements.

Dans sa séance du 14 décembre 1887, le Conseil général de la Seine a décidé l'acquisition de huit étuves mobiles destinées à désinfecter les linges, vêtements et objets de literie qui ont servi aux malades atteints d'affections contagieuses.

Chacun des cantons du département de la Seine est, dès à présent, pourvu d'un de ces appareils, qui est déposé au chef-lieu du canton. Ces étuves, envoyées sans retard dans toutes les communes où les médecins les demanderont, seront mises *gratuitement* à la disposition du public.

Les linges, matelas, couvertures, rideaux, tapis, ne sauraient être détériorés par cette désinfection obtenue seulement par la vapeur d'eau surchauffée (de 108° à 115°); des expériences nombreuses ont établi que ce mode de désinfection assurait la destruction des germes pathogènes sans altérer ni le crin, ni la plume, ni les étoffes.

Vous trouverez ci-après une instruction relative à l'emploi de ces étuves.

J'ai cru devoir y joindre quelques indications sur la désinfection par le soufre des locaux contaminés.

Le Préfet de Police,

5 mai 1888.   H. LOZÉ.

Instruction concernant l'emploi des étuves à désinfection mises gratuitement à la disposition du public et la désinfection des locaux contaminés.

1° Étuves à désinfection. — Sur la production d'un certificat médical constatant la nature de l'affection épidémique ou contagieuse, et demandant la désinfection des linges et literie contaminés, le maire de la commune ou le commissaire de police de la circonscription prieront le maire de la commune chef-lieu de canton d'envoyer l'étuve au lieu qu'ils indiqueront.

L'étuve doit être employée à proximité de la demeure du malade.

Le maire de la commune chef-lieu de canton réquisitionnera le cocher et le mécanicien qui doivent assurer la conduite et le fonctionnement de l'appareil, ainsi que les chevaux nécessaires à la traction.

Dès que l'étuve sera amenée au lieu désigné, le maire ou le commissaire de police qui l'auront requise devront, dans la chambre même du malade, faire envelopper les objets à désinfecter par un homme de confiance (garde-champêtre, commissionnaire ou autre). Les toiles qui font partie du matériel de l'étuve seront employées à cet effet.

La blouse de toile que cet homme aura revêtue sera placée dans l'étuve avec les objets contaminés.

Après l'opération, l'étuve sera ramenée à son lieu de remisage avec les toiles qui auront servi à envelopper les objets.

Les maires ou commissaires de police qui se serviront de l'étuve feront connaître à la Préfecture de police les noms et adresses des malades, ainsi que la nature de l'affection contagieuse et la date du fonctionnement de l'appareil.

Les maires des communes chef-lieu de canton veilleront à ce que le coffre à charbon placé sous le siège du cocher soit toujours rempli de combustible.

Le mécanicien qu'ils auront chargé d'assuré le fonctionnement de l'appareil devra le tenir constamment en bon état. Une somme de dix francs lui sera allouée mensuellement pour cet objet.

Les frais de traction (un cocher et deux chevaux) sont fixés à vingt francs par jour.

Le mécanicien recevra dix francs par journée d'opération.

Le paiement des diverses dépenses nécessitées par l'emploi des étuves (traction, fonctionnement, entretien, achat de combustible, etc.), sera réglé de la façon suivante : le commissaire de police du chef-lieu de canton, sur des certificats du maire, paiera les dépenses occasionnées ; il se fera rembourser, à la caisse de la Préfecture de police, sur des bons établis en la forme ordinaire, acquittés en marge par les ayants droit et accompagnés des certificats ci-dessus.

Les maires sont priés de tenir la main à ce que les mécaniciens se conforment exactement à l'instruction technique qui leur a été donnée, et dont un exemplaire doit rester affiché dans le local où est remisée l'étuve.

Ils préviendront le Préfet de police de la moindre avarie qui serait constatée aux appareils.

2° *Désinfection des locaux contaminés.* — La désinfection des objets ayant été en contact avec le malade serait une mesure insuffisante si l'on n'y joignait la désinfection de la pièce même où il se trouvait.

Voici la manière dont cette opération se fait actuellement, selon les prescriptions du Conseil d'hygiène publique et de salubrité.

Les désinfecteurs se munissent des objets ci-après :

1° Une plaque de tôle ;

2° Du sable ;

3° De la fleur de soufre ;

4° De l'alcool méthylique ;

5° Un fourneau en terre ou des briques ;
6° Des allume-feux ;
7° Du papier et de la colle de pâte ;
8° Du chlorure de zinc.

La désinfection s'opère par la combustion du soufre, à raison de 20 grammes par mètre cube. Il faut donc, avant tout, cuber la pièce, puis calfeutrer toutes les ouvertures en y collant du papier.

On dispose, sur une plaque de tôle placée au milieu de la chambre, un fourneau ou des briques, en prenant toutes les précautions possibles pour éviter les causes d'incendie.

A défaut de fourneau, on forme, au moyen de briques et de sable, une sorte de cuvette peu profonde, de 0^m,30 sur 0^m,30 environ, dans laquelle on verse la quantité de soufre nécessaire. Sur ce soufre, on répand de l'alcool, de façon à en humecter la surface ; on jette quelques allume-feux et on allume.

Avec un fourneau, l'opération est analogue.

La porte est fermée dès l'allumage et calfeutrée hermétiquement au dehors.

On jette dans les plombs et dans les cabinets d'aisance une solution de 500 grammes de chlorure de zinc, mélangée à 10 litres d'eau.

Le lendemain, le personnel qui a fait la désinfection ouvre les portes et les fenêtres, et jette de nouveau dans le plomb et dans les cabinets d'aisance une solution de 500 grammes de chlorure de zinc mélangée à 10 litres d'eau.

5 mai 1888.

Instructions complémentaires sur les étuves à désinfection.

Le mécanicien, le cocher et surtout les hommes qui sont chargés d'envelopper dans les toiles les objets à désinfecter et de placer le tout dans l'étuve, doivent être récemment revaccinés.

Les étoffes et la literie sont soumises à l'action de la vapeur surchauffée pendant environ 20 minutes. Il est indispensable que le mécanicien ait soin, ainsi que cela lui est prescrit, de faire une dépression au cours de l'opération : le succès de la désinfection dépend essentiellement de l'exécution de cette manœuvre, grâce à laquelle la vapeur réintroduite pénètre dans les profondeurs des tissus et jusqu'au milieu des matelas.

Pendant l'opération, avant de sortir de l'étuve les objets à désinfecter, les personnes qui les ont touchés doivent se laver les mains et la figure avec de l'eau additionnée, par litre, soit de 10 grammes d'acide borique, soit de 1 gramme d'acide phénique ou d'acide thymique.

L'usage de l'étuve ne dispense pas, bien entendu, des précautions indiquées dans les *Instructions spéciales* délibérées par le Conseil d'hygiène et de salubrité concernant la variole, la rougeole, la diphtérie, la scarlatine, le choléra et la fièvre typhoïde.

Le Préfet de Police,

H. LOZÉ.

21 février 1889.

TABLE DES MATIÈRES

Paris. — Imprimerie THOROLÉ, 7 bis, boulevard de Vaugirard.